医海拾贝

左正林　编著

科学技术文献出版社
SCIENTIFIC AND TECHNICAL DOCUMENTATION PRESS
·北京·

图书在版编目（CIP）数据

医海拾贝 / 左正林编著. -- 北京：科学技术文献出版社, 2024. 10（2025. 2重印）. -- ISBN 978-7-5235-1910-3

Ⅰ.R249. 7

中国国家版本馆 CIP 数据核字第 2024Y1Y462 号

医海拾贝

策划编辑：何惠子 责任编辑：郭　蓉　何惠子 责任校对：文　浩 责任出版：张志平

出　版　者　科学技术文献出版社
地　　　址　北京市复兴路15号　邮编　100038
编　务　部　（010）58882938，58882087（传真）
发　行　部　（010）58882868，58882870（传真）
邮　购　部　（010）58882873
官 方 网 址　www.stdp.com.cn
发　行　者　科学技术文献出版社发行　全国各地新华书店经销
印　刷　者　北京虎彩文化传播有限公司
版　　　次　2024 年 10 月第 1 版　2025 年 2 月第 2 次印刷
开　　　本　880 × 1230　1/32
字　　　数　130千
印　　　张　6.125　彩插8面
书　　　号　ISBN 978-7-5235-1910-3
定　　　价　35.00元

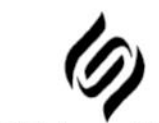

主编简介

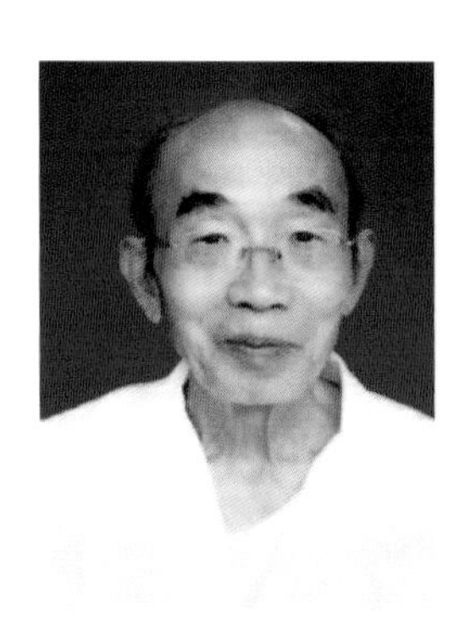

左正林（1938年—）江西永新人，共产党员，1960年毕业于武汉医学院，同年十月分配到江西省吉安地区卫生防疫站，1968年调入吉安地区人民医院中医科，1987年担任中医科主任，1995年晋升为主任中医师、江西中医学院兼职教授。曾任吉安地区中医药学会副会长，吉安地区中西医结合会副会长。

1969年起自发地跟随江西省名老中医肖俊逸学习。

1978年拜肖俊逸为师并潜心学习十年，深得肖老教诲和真传，是肖老的学生、助手和传人，并协助肖老著述医论医案。

1980—1981年在江西省中医学院中医理论提高班学习，成绩优良。

1993年被授予“吉安地区有突出贡献的专业技术人员”称号。

1996年被评为吉安地区卫生系统医德医风标兵。

1990—1998年被吉安地区人民医院评为医德医风标兵。

1990—1998年被评为江西中医学院优秀带教老师。

2015—2016年被评为井冈山大学优秀带教老师。

2019年被评为江西省名中医。

左正林继承了江西省名老中医肖俊逸（以下尊称肖老）对中医精益求精的开创精神，对温热病的诊治另辟蹊径，取得了满意效果。尤擅长中医诊治内科、妇科、儿科相关疾病，对肝炎、肾炎、小儿高热、小儿泄泻等病的治疗有独到之处。

对学生认真教学，毫无保留地传授知识，带教的学生中3位成为博士，30多人成为硕士，其中硕士研究生导师2人，博士研究生导师1人。2014年以来，为响应中医传承工作的开展，培养了吉安地区人民医院王婷中医师为继承人，致力于为中医药事业培养人才。

虽是耄耋老人，左正林仍坚持门诊，为患者服务，治疗效果令人满意，深受患者信任，2012年起每年门诊预约挂号都在

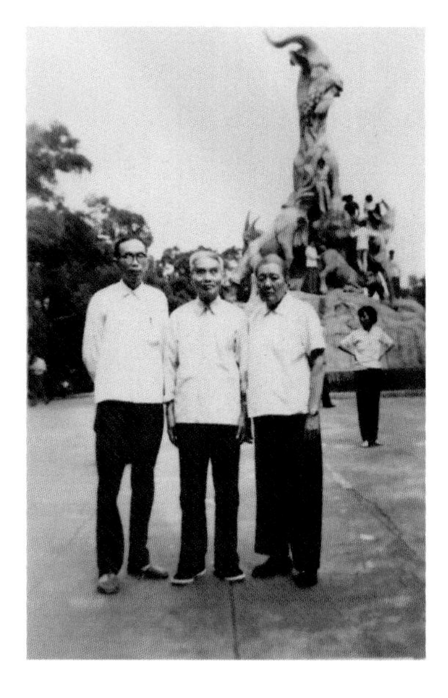

左正林（左）与恩师肖俊逸（中）和师母（右）王传珍合影，1981年国庆摄于广州

4500 人次以上，排名全省第三位。

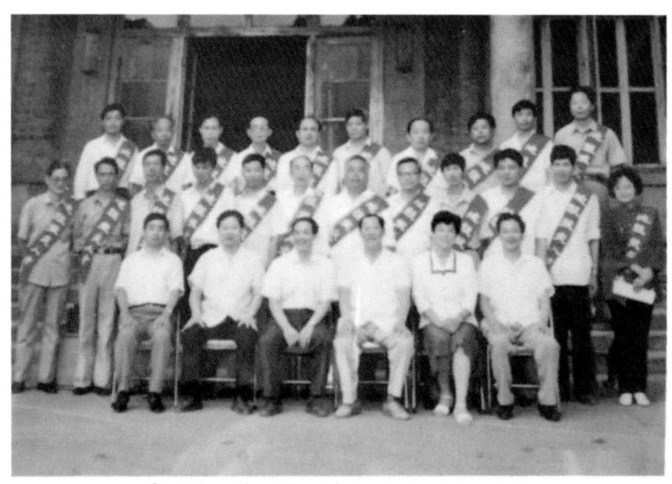

吉安市突出贡献的专业技术人员大合照
（第二排左起第六名为左正林）

前　言

中医药学是中华民族的瑰宝，保护着人民的身体健康，使中华民族屹立于世界之林。我于1960年8月毕业于武汉医学院（现为华中科技大学同济医学院），同年10月分配到吉安地区卫生防疫站任传染病、流行病学医师。1968年10月调入吉安地区人民医院中医科从事中医工作至今。在中医科工作期间，看到寻肖老诊治的患者很多，效果好，按时上班，推迟下班，善用大黄起沉疴、治愈者众，被群众美誉为“肖大黄”。肖老治病确有疗效，定有他的独到之处，我下定决心一定要向肖老好好学习，学好中医，于1969年起便自发地跟随肖老学习。1978年由院领导安排我正式拜肖老为师，潜心学习十余年，是肖老的学生、助手和传人，深得肖老的真传，并协助肖老著述医论、医案等。我虽然积累了一些临床经验，但自觉中医理论欠缺。因此，于1975年在吉安地区卫生局主办的“西中班”学习中医理论6个月。1980—1981年，在江西中医学院中医理论提高班系统学习中医理论1年，成绩优良，使我能够全面、系统、深入掌握了中医理论，中医实践技能和理论进一步得到提高。

我从事中医工作50多个春秋，继承了肖老对中医精益求精的开创精神，治病“一切从患者出发，一切为了患者”。对危急重症要“有胆有识”，对慢性患者要“有方有守”，取得很好的治疗效果。这 50 多年来，本人对温热病的治疗另辟蹊径，取得了较为满意的效果，尤擅长中医内科、妇科、儿科，对肝炎、肾炎、小儿高热、小儿泄泻、毒蛇咬伤等杂病亦有独到之处。虽自感才疏学浅，但我还是将多年中医临床经验和心得体会整理成书，献与众人以作参考，不当之处敬请指正。

不真实不足以立，不实用不足以广，无趣味不乐于览。真实性、实用性和趣味性是本人在书中的三大坚持。本书得到了：王婷、盛康康、朱玲斌、周梁、刘燕平、刘丹、彭艳萍、刘秋萍、刘小虎、周吴美瑕、李丹丹、刘喜、王玉、许立婷、郭梦瑶、周露、周建兰、何新平等同志的大力支持，对此表示衷心感谢。

医海无边，我不是弄潮者，只是一位湿足的拾贝人罢了，故命名为《医海拾贝》。

左正林

目 录

医论医话篇

一、治疗流行性腮腺炎 78 例临床观察

流行性腮腺炎是儿童常见病和多发病，我在 1987 年 11 月至 12 月诊治本病 78 例，使用自拟内服、外用腮腺炎方，患者全部治愈。一般服药 3 天，患者热退、肿痛明显减轻。

一般资料：在 78 例中，男性 42 例，女性 36 例，年龄最小者为 8 个月，最大者为 31 岁，12 岁以下者 75 例，12 岁以上者 3 例，其中在学校、幼儿园有接触史者 70 例。

主要临床症状：发热（66 例，84.5%），腮部红肿热痛（100%），张口吞咽困难（100%），伴咽痒、咽痛或咳嗽，口渴，或便秘等。舌红苔白或黄，脉浮数。

内服药：生石膏 35 g，野菊花 30 g，板蓝根 30 g，金银花 20 g，连翘 10 g，柴胡、皂角刺、黄芩、知母、丹皮、桔梗各 10 g，儿童酌减，每日 1 剂，日服 2 次。对热重（39 ℃以上）者，每日 2 剂，昼夜服用。

外用药：冰片 5 g，青黛 40 g，混合，临时用冷开水调匀，经常外搽患处。

治疗效果：此方退热效果确切，肿痛消退较快，服药 3 天热退症消。在发热 66 例患者中，服药 1 天退热 18 例（23%），2 天退热 44 例（56.4%），3 天退热 16 例（20.6%），66 例患者均

在3天内退热。服用此方疼痛减轻亦较明显，用药第1天，肿痛减轻46例（59%），第2天肿痛减轻20例（25.6%），第3天肿痛减轻12例（15.4%）。

分析：流行性腮腺炎即中医学的大头瘟痄腮，属温热病范畴，其病因乃风温时毒从口鼻而入，壅阻于少阳经脉，结于颐部所致。治宜清热解毒，疏风解毒，软坚散结。方中石膏、知母清气分实热；金银花、连翘、柴胡辛凉解毒；黄芩、丹皮清热凉血，泻三焦热毒；野菊花、板蓝根清热解毒，功效卓著；柴胡、桔梗、皂角刺理气而通壅滞，消肿溃坚，更兼外用寒凉的冰片、青黛之品，使局部焮热之势得减，病情随之而愈。

二、治疗肝炎的临床经验

（一）病毒性肝炎的诊疗思路

肝炎是肝脏的炎症。各类肝炎的病因不同，最常见的是病毒感染造成的，按照其病毒系列分为甲型病毒性肝炎（甲肝）、乙型病毒性肝炎（乙肝）、丙型病毒性肝炎（丙肝）、丁型病毒性肝炎（丁肝）、戊型病毒性肝炎（戊肝）和庚型病毒性肝炎（庚肝）。在此重点介绍甲肝、乙肝的治疗。

甲肝是我国常见的肠道传染病之一，在病毒性肝炎中其发病率及感染率最高。乙肝在我国流行广泛，人群感染率很高，目前我国乙肝病毒携带者约有1亿人，而需要治疗的则在6000万人以上。乙肝临床表现多样化，易发展为慢性肝炎和肝硬化，少数患者可转变为原发性肝癌。

临床上我们如果看到患者有胃肠道的症状或是没有精神，一定要进一步做肝功能及“乙肝三对”检查，以免漏诊。医生一定要懂得看化验报告，对于乙肝患者，还要进一步做 HBV-DNA 检查，明确肝炎病毒在其肝细胞内有没有复制，复制的情况怎么样。如果 HBV-DNA 在 10^7cps/mL 以上，就说明这个患者的肝组织易纤维化，即易发展为肝硬化，而治疗肝炎的目的就是延缓肝组织纤维化。如果患者肝功能正常，但是“乙肝三对”检查结果呈“大三阳”（HBsAg、HBeAg、抗 -HBc 阳性），且 HBV-DNA 又在 10^7cps/mL 以上，即使肝功能指数正常也必须积极治疗。

对于乙肝，中药、西药均没有立竿见影的效果。在西药方面，现在有拉米夫定、替比夫定、阿德福韦酯、恩替卡韦等可以抗病毒，但也不是特效药，一般要持续服药 6 个月左右可有效果，此时要复查一次各项指标。在中药方面，我在治疗甲肝时有 1 个基本方，即茵陈蒿汤为基本方加减，可清肝利胆，疗效很好。药物组成：茵陈 30 g，板蓝根 15 g，枳壳 10 g，丹参 15 g，郁金 10 g，虎杖 15 g，泽泻 12 g，垂盆草 12 g，甘草 5 g。

如果患者有黄疸，或者黄疸指数高的，可以加用大黄，但大黄不能太多，一般为 6 ~ 9 g，如果大便次数增多就不要再放大黄。注意以上药物剂量均为成年人用量。

肝炎患者的肝脏淤血、充血，血液循环也不好，病毒、代谢产物都堆积在肝脏里面，应该尽快把它们从体内排到体外去，因此我用丹参、郁金活血化瘀，促进肝脏血液循环，让毒素排出。使用板蓝根是采用了西医关于肝炎治疗中抗病毒的观点。此外，枳壳可以行气，助毒素排出体外；泽泻可以利尿，使毒素可以通过小便排出体外，而大黄的泄下作用则可使毒素通过大便排出体外。

虎杖也有类似大黄的作用，同时它还可以抗病毒，这个方子用药不多，简明扼要，效果很好。这味药在医药杂志尚未发表药理作用的时候我就在使用，这还是我在井冈山挖草药的时候学来的。一个朋友说："左医师，我告诉你一味药，这个很好的，我的外孙都是吃这个"，我一看这不就是酸筒杆（虎杖）的根嘛，后来把它用于临床治疗，确有效果。

很多年以前我在治疗甲肝的时候还会选用马鞭草、马蓝各15 g，效果很好。马鞭草活血散瘀，截疟，解毒，利水消肿，还可以使肝炎患者食欲旺盛；马蓝有清热解毒，凉血消肿的功效。

用上述方法治疗甲肝，患者一般服用1 ~ 2个月就会好转。有的甲肝患者用药1周后就恢复食欲，吃得下饭了。

对于乙肝患者到什么时候可以停止治疗呢？需要HBsAg转成阴性。但是临床上仅少数患者才能转成阴性，我治疗过的患者转成阴性的就不多。如果乙肝患者经治疗后肝功能正常，"大三阳"转成"小三阳"，HBV-DNA下降到正常值以下，这称为双达标，可暂时不用吃药，但是每年都要到医院复查一次，如有异常要再次进行治疗。如果治疗没有效果就要换药，有效果再继续。一般要坚持服药1 ~ 2年，这个要跟患者讲清楚，做好打持久战的准备。注意综合治疗，服药同时饮食营养也要跟上去，要特别注意，不能喝酒，不能吃油荤重的食物；注意休息，不能劳累，避免频繁感冒，否则会诱发肝炎。部分患者要长期服药。

不论是哪种类型的病毒性肝炎，我的用药原则都是清肝利胆，把毒素排出去，这就是中医所说的异病同治。

西医对于肝炎的治疗，一般常用甘利欣，这个药就是从甘草里面提炼出来的。甘利欣 150mg、门冬氨酸钾镁 20 mL 各加入 500 mL 的 5% 葡萄糖氯化钠注射液中，静脉输液。如果病情严重，有肝坏死的情况，要用肝复肽，有的时候还要用激素，那是住院患者用的，此处不讨论。

（二）自拟“肝炎方”治疗各类型肝炎 76 例临床分析

“天下之病，变态虽多，其本则一。天下之方，治法虽多，对证则一。”《景岳全书》用一个方剂治疗数种疾病，按中医的观点来说，称作一方治多症，即“异病同治”。在此介绍我以自拟的“肝炎方”为基本方，随症加减治疗各类型病毒性肝炎 76 例，从而体现中医“辨证求因”“审因论治”的基本法则。

在此 76 例病案中，男性 49 人，女性 27 人（包括 3 例孕产妇）；甲肝 60 人，乙肝 16 人，其中含急、慢性肝炎，慢性迁延性肝炎及肝硬化、肝硬化腹水。年龄最小者数月龄，最大者 58 岁；服药短期者 1 个月，长期者可达 4 个月。以上病例治疗时全部使用中药方剂，经随访 6 个月以上患者均未复发，其基本情况见表 1 至表 4。

表 1　76 例病毒性肝炎患者临床症状

症状	神疲乏力	纳差	恶心	呕吐	腹痛	腹泻	便秘
人数	76 人	76 人	51 人	37 人	11 人	6 人	5 人

表 2　76 例病毒性肝炎患者体征

体征	体温上升	目黄	尿黄	肝区压痛	肝肿大（右肋缘下）		
					一横指	二横指	三横指
人数	16 人	67 人	67 人	64 人	43 人	19 人	4 人

表 3　76 例病毒性肝炎患者实验室检查结果

黄疸指数				麝浊及锌浊	凡登白试验			尿三胆（胆红素代谢的产物，包括胆红素、尿胆素、尿胆原）	
5～10单位	11～30单位	31～40单位	41～50单位	上升	直接反应	间接反应		阳性	阴性
					阳性	阴性	阳性		
14 人	43 人	9 人	2 人	25 人	62 人	6 人	7 人	59 人	6 人

表 4　76 例病毒性肝炎患者年龄、性别分布

项目	数据分析						
年龄	0～4岁	5～9岁	10～19岁	20～29岁	30～39岁	40～49岁	50～59岁
男	13 人	14 人	4 人	7 人	4 人	1 人	1 人
女	4 人	15 人	0	5 人	2 人	0	0

本方药物组成：茵陈 30 g、金钱草 30 g、泽泻 20 g、板蓝根 20 g、虎杖 40 g、枳实 10 g、郁金 10 g、大黄 10 g。临证时，

根据病情变化还可随症加减。其中，茵陈，性苦，微寒，归肝、胆、脾、胃经，具有清热利湿、利胆退黄，善清肝胆之热，并解肝胆之郁的作用。金钱草，微咸，性平，归肝、胆、肾、膀胱经，具有除湿退黄，利水通淋，清热消肿的作用。泽泻，味甘，性微寒，具有利水渗湿，泻热去浊，淡渗通阳，洁净脏腑以利水，实脾土以制水的作用。遵循《金匮要略》“见肝之病，知肝传脾，当先实脾”及《医学正传》“治湿不利小便，非其治也”，《脾胃论》之法则秉而用之。板蓝根，性苦寒，善清热解毒，活血化瘀，并能泻火通便。枳实，苦辛，微酸，具有祛瘀止痛，行气解郁，凉血清心，利胆退黄的作用。上药合用，共奏清热利湿，利胆退黄，行气化瘀，利水去浊之效。

《景岳全书》提出：“万事皆有本，而治病之法尤以求本为首务。”《黄帝内经》亦云：“治病必求于本。”上方之所以有效，从大量临床病例分析来看，病毒性肝炎多属湿热蕴毒所致，湿为阴邪，易遏阻气机，损伤阳气，与热互结。热为湿遏，湿为热蒸，湿热淤结不行，湿热之邪蕴滞于肝，肝失疏泄，气机不畅，肝郁气滞，木不条达，瘀血阻滞，经脉不利，失其通利三焦、疏通水道之功能，进而出现一系列临床表现。上述自拟的“肝炎方”正是切合以上病机而组方，符合《黄帝内经·素问·六元正纪大论》所说“木郁达之，火郁发之，土郁夺之，金郁泄之，水郁折之”之法则，因此治疗病毒性肝炎有效。

◎**案例 1**　患者齐某，女性，26 岁。

1984 年秋，因恶心呕吐，身黄、目黄、尿黄来我处诊治。当时患者妊娠 8 月余，已近临产，闻知肝炎患者生产时可能因凝血功能紊乱而导致产后大出血，夫妻二人十分惊恐，再三要求我设法救治。虽然在此之前我从未治疗过临产孕妇，无十分把握，但医生的责任促使我决定尽心尽力地治疗。治疗前患者肝功能检查结果：黄疸指数30单位，凡登白试验直接反应呈强阳性，麝浊20单位，锌浊15单位。经用“肝炎方”治疗1个月，患者诸症悉除，肝功能各项指数恢复正常，后赴上海探亲，足月顺产1男婴，母子无恙。

◎**案例2** 患者高某某，男性，45岁。

患者黄疸性肝炎病史3年，曾赴南昌及当地某医院住院治疗，经治疗后症状消失，但肝功能指数未完全恢复正常。就诊前2日因劳累过度，加之饮酒，引起症状复发，身黄、目黄、尿黄、神疲、消瘦、恶心、纳差。查体：肝肿大，在右肋缘下三横指、剑突下二横指处可触及，质中，有压痛，腹稍隆起，有少量腹腔积液。实验室检查：黄疸指数50单位以上，胆红素3 μmol/L，凡登白试验直接反应呈强阳性，麝浊20单位，锌浊20单位，总蛋白5 g，白蛋白与球蛋白之比为1 ∶ 1，γ 球蛋白35 g/L。肝部超声检查提示有结节波、束状波。临床诊断：①慢性活动性肝炎；②肝硬化腹腔积液。1976年秋来我处治疗，重用“肝炎方”，日服2剂，1个月后患者症状明显好转，后改日服1剂，继续服药3个月，纳增，症消，肝区尚觉隐痛，肝体积恢复至右肋缘下仅一指处，质变软，轻微压痛，腹腔积液消失，肝功能指标均恢复正常，总蛋白值、白蛋白与球蛋白比值恢复正常，球蛋白值下降为23 g/L，后继续治疗10余年，现仍健在，并能胜任一般工作。

◎**案例3** 患者郭某某，男性，43岁。

1990年正月初三，突发急性黄疸性肝炎，身黄，目黄，尿黄，低热，口臭，食欲明显减退，腹胀，便秘，神疲乏力，肝区疼痛、压痛；肝肿大，右肋缘下二横指、剑突下二横指处可触及，质中；脉弦滑，舌红苔黄厚腻。肝功能检查：黄疸指数50单位，凡登白试验直接反应呈强阳性，麝浊20单位，锌浊20单位，谷丙转氨酶（GPT）200单位以上。服用“肝炎方”2剂后，患者自觉症减、便通，后入某医院住院，继续中、西药治疗，治疗月余，病情未减，黄疸反而加深，腹胀口臭，请我会诊，服上方1个月，诸症基本消失，肝功能指数明显好转，3个月后，诸症消失，肝功能指标恢复正常，乙肝表面抗原（HBSAg）转为阴性。

◎**案例4** 患者汪某某，女性，6岁。

患儿确诊甲肝6个月，曾在西安市求治，接受中、西医结合治疗，病未愈。1978年随母亲于我处治疗，接诊时患者诉纳差，肝区隐痛，肝肿大，于右肋缘下二横指半处可触及，有压痛。肝功能检查：黄疸指数4单位，凡登白试验间接反应呈阳性，麝浊18单位，锌浊15单位，谷丙转氨酶200单位以上，乙肝表面抗原阳性。用“肝炎方”治疗2月余，纳增，体胖，肝体积恢复至仅在右肋缘下可触及，压痛消失，肝功能指标恢复正常，乙肝表面抗原转阴性。患儿回西安后来电感谢，后信访3年，其身体健康，已上学读书。

治疗体会：本方抓住了肝炎之共性，其多属“湿热蕴毒”所致，因而，本方对各种类型肝炎均有疗效，即“异病同治”。

凡治病服药，必知时忌、经忌、病忌、药忌。根据《脾胃论》记载，治疗肝炎患者时应嘱其多休息，注意饮食调节，禁忌饮酒。在无明显脱水征象（大量呕吐、泄泻）及不能饮食时，一般不要输液。因所输之液，主要成分是葡萄糖，其味为甘，而这类患者多嗜肥甘，故易化湿热，轻者加重病情，重者变生他证。

不论是中药或是西药，均不能使用对肝脏有损害的药物，以减轻肝脏的负担，使肝脏发挥正常的生理功能，加快其恢复。《血证论》云："木之性主于疏泄，食气入胃，全赖肝木之气以疏泄之，而水谷乃化，设之清阳不升，则肝不能疏泄水谷，渗泻中满之证，在所不免。""肝属木，木气冲和条达，不致遏郁，则血脉得畅。"在药物使用上，着重利水祛湿，泻热通便，使病邪有出路，达到邪去正自安的治疗效果。

三、治疗肾病的临床经验

（一）肾脏的中医理论学习

1. 肾脏的生理功能

（1）肾藏精，主生长发育和生殖

藏精，是肾的主要生理功能，即肾对于精气具有闭藏作用。"肾者主蛰，封藏元本，精之处也。""肾者主水，受五脏六腑之精而藏。"精，包含"先天之精""后天之精"，"先天之精"禀受于父母，主繁殖后代。"后天之精"来源于脾胃，通过脾胃的运化功能而生成的水谷之精微，以及脏腑生理活动中化生的精气代谢平衡后的剩余部分，是维持人体脏腑组织功能的物质基础，又被称为"脏腑之精"。它们之间是相互依存、相互为用的关系。“先天生后天，后天养先天”。肾精充足、肾气旺盛，则人体生长、发育和生殖旺盛。反之，则形体逐渐衰老，生殖功能逐渐丧失。

精血同源，精可转化为血液。精能化气，精液所化之气，成为肾气。肾的精气包含肾阴、肾阳两个方面：肾精为阴曰“肾阴”，肾气为阳曰“肾阳”。肾阴又称为“元阴”“真阴”，是阴液的根本；肾阳又称为“元阳”“真阳”，是人体阳气的根本。肾阴具有濡润滋养各脏腑组织的作用。肾阳内寄于肾，具有温煦升化的作用。二者相互依存，保持动态平衡。“肾为水火之宅”，肾中阴阳犹如水火，寄存于肾中。

（2）肾主水和气化，“肾者水脏，主津液”

肾主水主要是指肾中精气的气化功能，对人体内津液的输布和排泄、维持体内津液代谢的平衡起着重要的作用。人体的津液代谢是一个复杂的过程，主要是通过肺、脾、肾、肝、三焦、膀胱等协同作用完成。正常情况下的津液代谢过程：胃（摄入水津液）→脾（运化输布）→肺（宣散肃降）→肾（蒸腾气化）→三焦（通道）→全身。肾主水的作用表现在以下两个方面。

- 气化：指精、气、血、津液各自代谢、互相转化。也就是说肾的气化作用对全身津液代谢起着促进作用。

- 肾升清降浊、司膀胱的开阖。清者上输于肺，重新参与新陈代谢，输布全身。浊者下注入膀胱化成尿液，排出体外。

（3）肾主纳气

“纳”即收纳、摄纳之意，是指肾有摄纳肺所吸入的清气，防止呼吸表浅的功能。

肺吸入之清气必须下达肾内，肾纳之，才能保呼吸功能正常，维持人体正常新陈代谢，即“肺主气，肾主纳气。”

（4）肾主骨、生髓，齿为骨之余，其荣发也

肾主骨是因为骨骼的发育由肾精充养，由肾气推动与调控。肾藏精，精能生髓，髓又分骨髓、脑髓等。骨髓可充养骨骼，脑髓可充养大脑。

“齿者肾之标，骨之本也。”齿，指牙齿，为骨之延续，亦由肾精充养，故称“齿为骨之余。”因发的营养来源于血，其生机根于肾气，故“肾之合，骨也，其荣发也。”

（5）肾在窍为耳及二阴

耳的听觉功能依存于肾的精气充养，肾精气充足则听觉灵敏。前阴有排尿、生殖功能。尿液的排泄虽在膀胱，但仍有赖于肾气。因人体的生殖功能又为肾所主，所以排便功能也要受到肾的气化功能影响。

（6）肾与膀胱相表里

肾与膀胱经脉互为络属，相为表里。膀胱的贮尿、排尿功能取决于肾气的盛衰，肾气充足，则固摄有权，膀胱开阖有度，从而维持水液的正常代谢。

（7）肾藏志，肾在志为恐

志指意志和经验的存记。意之所存谓之志，故老年肾气虚就会出现健忘等与肾有关的症状。

恐是人体对事物惧怕的精神状态。惊与恐相似，但惊为不自知，事出突然而受惊吓；恐为自知，俗称胆怯。惊恐虽然属肾，但总与心主神志有关。

（8）肾在液为唾

唾为口津，是唾液中较为稠厚的部分，具有润泽口腔、滋润食物、滋养肾精的作用。因唾又为肾精化生，故唾多从肾治，如少阴肾精不能上承咽喉，则口干舌燥，须从肾治。

2. 肾脏的病理变化

（1）心与肾

心属阳位于上，其性属火。肾属阴位居于下，其性属水。故心火必须下降于肾，使肾水不寒；肾水亦须上济于心，使心阳不亢。这是生理状态下的“水火既济”“心肾相交”，维持两脏之间阴阳动态平衡。若阴阳失调，破坏了这种动态平衡，则可出现以下情况。

- 水气凌心：心阳不振，心火不能下温肾阳，以致水寒不化、上凌于心，则发心悸、心慌等，西医见于心力衰竭性水肿。

- 心肾不交：若肾水不足，不能上滋心阴；或肾阳不足不能蒸化肾阴，会使心阳独亢。而见到心悸、怔忡、心烦、失眠等。临床多见自主神经功能紊乱、围绝经期综合征等。

- 阴虚火旺：若阴虚不能制阳，心火上炎于上，还可出现口舌生疮、口干少津、五心烦热等症状。西医可见于复发性口腔炎、舌炎等。

心主血，肾藏精，精血之间又能相互滋生，肾精亏虚与心血不足互为因果。同时心藏神，肾精生髓，脑为髓海，脑为精髓所组成的元神元府，故肾精亏虚、心血亏虚，可见失眠、健忘、多梦等神志方面的症状。

（2）肺与肾

主要表现在水与气方面。

● 水：肾为主水之脏，肺为水上之源。水液代谢是否正常与肺肾两脏的关系甚为密切。肺的宣降功能失职或者肾的气化作用不利，均可影响水液代谢，同时可互相影响造成严重后果，如肺心病、喘息不得卧、水肿等症候，所以说下为跗肿大腹，上为喘息不得卧（端坐卧位），均为标本俱病，故要益气强心、宣肺平喘、利水消肿。

● 气：肺司呼吸，肾主纳气。肺的呼吸功能需要肾的纳气作用来协助。只有肾中精气充足，吸入之气才能通过肺的肃降下纳于肾。所以有“肺为气之主，肾为气之根”的说法。肺气虚引起肾气虚，出现气喘、动则气喘的症状，如老年慢性支气管炎、慢性阻塞性肺疾病等病症，治拟补肺纳气。

● 阴液：肺肾之阴液互相滋养，而肾阴又为一身阴液之根本。肺阴虚损及肾，肾阴虚则不能上滋肺阴，可出现颧红、潮热、盗汗、干咳音哑、腰膝酸软等症状，治疗则应益肺补肾、清肺化痰等。

（3）脾与肾

脾为后天之本，肾为先天之本。脾主运化水谷之精微，须借助于肾中阳气的温煦；肾藏的精气亦有赖于水谷精微的不断补充化生。如肾阳不足而不能温煦脾阳时，则脾阳虚，可出现腹部冷痛、下利清谷、水肿等脾肾阳虚的症状，治则拟温肾健脾。

（4）肝与肾

精血同源，肝肾同源：肝藏血，肾藏精，肝血有赖于肾精的滋养，肾精也不断得到肝血所化生的精的补充。精与血是相互滋生的，故曰之精血。

肝肾在病理上也是相互影响，如肾阴不足会导致肝阳偏亢。肝阳偏亢也会灼伤肾阴，如肾阴不足可引起肝阴不足，从而导致肝阳上亢。反之，肝阳太盛也可灼伤肾阴致肾阴不足，如高血压，治疗拟育阴潜阳、平肝息风。

命门：左者为肾，右者为命门。“命门者，诸精神之所舍，男子以藏精，女子以系胞”，说明了命门的功能及重要性。其功能为男子以藏精、女子以系胞，和人体生殖功能关系极其密切。肾与命门相同，两者虽有左右之分，但关系极其密切。一般认为肾阳即命门之火；肾阴为命门之水。肾阴亦是真阴、元阴，肾阳亦是真阳、元阳。

“肾为作强之官，技巧出焉”，表明肾和人体灵巧、敏捷密切相关。肾精亏虚、肾精不足则老态龙钟、步履蹒跚、腰膝酸软等。

3. 学习方法

对于肾脏的中医理论，要对比学习，除了纵向联系，重要的是横向联系，要抓重点、难点、疑点，融会贯通。

（1）对比学习的方剂

①大承气汤、小承气汤、增液承气汤；②大青龙汤、小青龙汤；③大柴胡汤、小柴胡汤；④六味地黄丸、左归饮、右归饮；⑤白虎汤、人参白虎汤；⑥安宫牛黄丸、至宝丹、紫雪丹。

（2）对比学习的中药

序号	中药	序号	中药	序号	中药
1	地骨皮、丹皮	10	丹参、川芎	18	生姜、干姜
2	羌活、独活	11	苍术、白术	19	白芍、赤芍
3	柴胡、黄芩	12	金银花、连翘	20	南北沙参
4	生甘草、炙甘草	13	炒麦芽、生麦芽	21	车前仁、车前草
5	砂仁、白豆蔻	14	瓜蒌皮、瓜蒌仁	22	人参、附子
6	黄连、黄芩、黄柏	15	附子、地黄	23	荆芥、防风
7	人参、麦冬	16	生地黄、熟地黄	24	生石膏、知母
8	生附子、熟附子	17	生大黄、熟大黄	25	茯苓、猪苓
9	犀角、羚羊角				

（3）对比学习的疾病

①细菌性痢疾、阿米巴痢疾；②流行性脑膜炎、乙型脑炎；③麻疹与婴幼儿急疹。

（4）重点概念

①满而不能实，实而不能满；②精血同源；③肝肾同源；④壮火食气，少火生气；⑤肝木刑金；⑥培土生金；⑦水气凌心；⑧五更泻；⑨培土抑木；⑩回光返照；⑪子盗母气；⑫子病犯母；⑬肝木克脾土；⑭泻南补北。

4. 学习思考

（1）与津液代谢相关的脏腑

①心；②肝；③肺；④肾；⑤脾。

（2）与神志相关的脏腑

①肾；②心；③肝；④脑；⑤肺。

（二）中西医结合治疗肾病综合征疗效分析

肾病综合征主要表现为“三高一低”：高度水肿、高蛋白尿、高脂血症、低蛋白血症，具有难治愈、易复发、疗程长等特点。本人在临诊期间，治疗过数名肾病综合征患者，经中西医结合治疗后尿蛋白值转阴，且病情稳定，不易复发。

对于肾病综合征的治疗，西医首选激素，有少数患者对激素不敏感，疗效不佳。成年人用激素见效后不能骤停，待尿常规指标正常后再逐渐减量，一般 15 天减量 1 次，每次最多减半粒；在此期间若复见蛋白尿，则改为每 3 周减量 1 次；如在此基础上仍有反复，则改为每月减量 1 次。另可协同使用免疫抑制剂——雷公藤多苷片。这种药虽然毒副作用小，但是使用前仍务必向患者及患者家属交代清楚：该药对生育及女性月经有影响。同时应在病历上注明“已交代雷公藤副作用，患者同意使用”等字样，以免后续纠纷。另外，肾病综合征的患者应每月注射 1 次长效青霉素。

中药治疗方面，我采用自拟的肾炎方：金银花 15 g、连翘 10 g、生地黄 15 g、茯苓 12 g、泽泻 12 g、丹皮 9 g、车前草 30 g、白茅根 15 g、金钱草 15 g、蝉蜕 9 g、薏苡仁 30 g、甘草 5 g。

在预防调护方面，患者首先应休息好，其次应避免感冒。另外，不可忽视饮食调摄：保证低盐饮食，不能吃咸鱼、腊肉、火腿、香肠、板鸭等腌制品；坚持低脂饮食，不能吃红烧肉、扣肉、米粉肉、猪肚、猪肠、猪内脏等高脂肪食物；不能吃海鲜；

不能吃香蕉、柠檬等富含钾离子的水果，以免影响肾炎治疗；尿蛋白偏高时，肉、蛋也应少吃，但可饮用适量纯牛奶补充营养。

◎**案例1** 患者焦某某，女，11岁，学生。2009年6月出现全身水肿，经吉安市某医院院诊断为肾病综合征后，赴江西省儿童医院住院治疗，水肿消退。治疗过程中持续服用强的松，日8粒。待病情稳定后，逐步减少药量，频率约为1周减1次，每次减半粒。治疗3年余，其间病情仍有反复。此后经人介绍前往江西省某中医院行中西医结合治疗，治疗2年，停药后病情又反复。于2014年9月经病友介绍来我处就诊，予以激素治疗，同时口服中药，治疗期激素用量为8粒，病情平稳后药量改为每15天减量1次，每次减半粒。在此期间病情反复1次，于2015年8月停用激素，服中药巩固治疗，现一般情况良好，体重由50kg减至45kg。

◎**案例2** 患者王某，男，24岁，公司职员。2013年10月突发全身水肿，遂前往北京市某三级综合医院住院治疗，行肾脏穿刺术后，确诊为毛细血管性肾病综合征，行激素等对症治疗后水肿消退出院，出院后口服激素治疗。2014年冬感冒后低热不退、尿蛋白+3，赴上述北京市某三级综合医院治疗后热退、蛋白尿转阴。2015年上半年又因感冒复发，来我处就诊，经中西医治疗后于2015年6月尿蛋白转阴，此后病情稳定未反复。

◎**案例3** 患者曾某某，男，19岁，自由职业者。2014年12月突发全身水肿，于吉安市某医院治疗，行肾脏穿刺术后诊断为系膜增生性肾病综合征，予以对症治疗后水肿消退出院，出院后继续口服激素治疗。后每当不慎感冒，则病情反复，尿蛋白

3+。于2015年4月经亲戚介绍来我处就诊，经中西结合治疗后尿蛋白转阴，此后病情稳定未反复。

◎**案例4** 患者王某，男，17岁，学生。2010年10月突发颜面、下肢水肿，于吉安市中心人民医院治疗后水肿消退。2011年复发，前往北京治疗，2011年11月来我处就诊，经中西医结合治疗后尿蛋白转阴，在此期间病情有反复。2014年后基本稳定，治疗方案改为口服六味地黄丸。于2015年2月停药，至今情况稳定，未反复。

1. 案例分析

肾病综合征多由链球菌感染诱发免疫炎症反应，产生免疫复合物沉积在肾小球系膜、基底膜及毛细血管壁，从而导致肾小球充血、肿胀、坏死、破裂，破裂后又产生新的致敏原。如此恶性循环，致使肾脏细胞坏死。因此，在治疗上我主张运用截断疗法，即只要阻断上述循环中的某个环节就能阻止疾病的进一步发展。强的松能抑制免疫炎症反应，抑制醛固酮和抗利尿激素的产生，影响肾小球基底膜通透性，从而达到消肿利尿、消除蛋白尿的作用。

肾病综合征在中医范畴归属于“水肿”，且多为眼睑、颜面先肿。水肿的治疗法则：“开鬼门、洁净府、去菀陈莝”。长期发汗和通大便易耗伤人体元气，而既要让水肿、毒素、代谢产物就近而出，又不伤人体元气、不伤肾，只有利小便。因此，我自拟的肾炎方中用大量车前草、薏苡仁、金钱草、白茅根等淡渗利湿的药，以达利水消肿而不伤肾之功。不仅如此，此方还可有效减轻长期服用激素带来的不良反应，如体内湿热积聚等。生地黄、丹皮、茯苓、泽泻的配伍为“三泻一补”，其中生地黄有类皮质激素的作用，可抗过敏。治疗初期可用金银花、连翘等抗链球菌；后期则常用黄芪、党参、当归、丹参以补养气血。其中丹参可活血化瘀，改善肾脏微循环，加速毒素排出，从而增强正气。正气足则能抗邪，才能使体内的致敏原不致敏、不应答。

2. 经验总结

治疗肾炎没有特效药，包括肾病综合征在内。肾病综合征的治疗周期要以年计算，如果患者 1 年能治好我就很高兴了。西医对于这个病首选激素治疗，具体用药方式及注意事项上文已提及，在此不做赘述。其他用药跟肾炎的用药差不多，另外还会用免疫抑制剂。

我在临床中习惯用雷公藤多苷片治疗肾病综合征，对慢性肾炎患者也用这个药。再次强调，虽然这个药毒副作用较小，绝大多数女性患者停药后会来月经，但一定要与患者及其家属讲清楚这个药对生育有影响，用药前要取得他们的知情同意书，以免后续纠纷。除配合临床治疗外，患者还应注意以下 3 点：①保证充足休息，避免劳累；②提高身体免疫功能，避免感冒；③注意低盐饮食，避免食用高蛋白、油腻的食物及腌制品，还有富含钾的水果，这些都不利于肾炎治疗。

（三）治愈子痫并急性肾功能衰竭体会[①]

子痫伴急性肾功能衰竭的病例并不多见，我院于 1976 年 8

① 本文承蒙吉安地区人民医院吴正宙副院长、江西省名老中医肖俊逸（后文尊称肖老）审阅，特此致谢。

月成功抢救1例，随访4年患者健在，后曾来我院看望我。

◎**案例** 患者谢某某，女，26岁。主诉（代述）：停经8月余，发热昏迷3小时，抽搐6次。于1976年8月11日上午8时急诊入院。1976年8月10日凌晨1时许心窝部疼痛，到当地医院就诊，曾口服阿托品等药物但胃痛未止，1976年8月11日早晨突然昏倒，继而抽搐，每次间隔10余分钟，第3次抽搐后一直昏迷不醒。

查体：T 38.8℃，P 80次/分，R 40次/分，BP 140/110 mmHg。患者发热，神志昏迷，双侧瞳孔等大等圆，反应迟钝，五官端正，气管居中，甲状腺不肿大。心肺无异常，腹膨隆，肝脾未触及，未引出病理性神经反射。全身及四肢水肿不明显。

妇科检查：宫体脐上四指，左枕前位，胎心音170次/分。

实验室检查：①尿常规检查提示，颜色呈酱色，尿蛋白4+，红细胞、白细胞、脓球均呈阴性。②血常规检查提示，白细胞计数29200/L，中性粒细胞百分比95%，淋巴细胞百分比50%，红细胞计数242×10^4/L，血红蛋白72%。

初步诊断：子痫。

患者入院后一直昏迷，时有抽搐，高血压，给予硫酸镁、苯巴比妥（鲁米那）等降压镇静药，同日下午3时分娩一男孩，产时血压120/110 mmHg，仍神昏不语，考虑为产时子痫。次日患者仍发热神昏，时有抽搐，BP 160/120 mmHg，非蛋白氮（NPN）65mg%，CO_2CP 32.62 %。

临床诊断：①子痫；②急性肾功能衰竭。

1. **治疗情况**

急性肾功能衰竭的治疗是一项非常细致而复杂的工作，因为该病矛盾很多，而且容易相互转化。现简述如下。

◎西医治疗

（1）少尿期（1976年8月12—19日）：患者发热神昏，时有抽搐，水肿逐日加重，1976年8月16日全身高度水肿，尿量短少，每日尿量在30 ~ 360 mL。高血压，血压波动在100 ~ 170/70 ~ 120 mmHg。NPN由51mg%上升到134mg%，CO_2CP由27.96 %下降到24.47 %。

● 病因的治疗：患者是因子痫发作引起的急性肾功能衰竭，故首先治疗子痫，包括分娩、降压、镇静止痉，使用硫酸镁、利血平、哌替啶（杜冷丁）、苯巴比妥、复方氨丙嗪等药物。

● 使用利尿合剂，消除肾血管痉挛和肾水肿，以达利尿消肿、排除废物的目的。

● 于1976年8月17日开始使用呋塞米（速尿）20mg，肌内注射，每日1次，因连用2日无效，改用利尿酸钠25mg加入到10%的葡萄糖注射液40 mL中，缓慢静脉滴注，每日2次，亦未见尿量增加。

● 使用结肠透析疗法以消除代谢废物，每日1次。中药：大黄及生牡蛎各1两，煎汤药100 mL，保留灌肠，每日1次，直至多尿期。

● 控制感染，选择使用抗生素，凡对肾脏有损害的抗生素都不应该使用，曾使用过青霉素、氯霉素、红霉素和新型霉素等。

● 使用能量合剂，供给足够的能量，促进肾功能的恢复。

● 使用5%的碳酸氢钠溶液100 mL，或11.2%的乳酸钠40 mL，每日1次，直至CO_2CP值上升到38%以上。

● 使用蛋白质合成药，如丙酸睾酮。

● 为防止电解质平衡失调，每隔1日抽血化验Na^+、K^+、Ca^{2+}、Cl^-的浓度，如有变化及时纠正，防止高钾血症的发生。

因抢救7天病情未见明显改善，1976年8月17日请中医科会诊（治疗情况见后述），经中西医结合治疗后，于1976年8月20日尿量显著增加，进入了多尿期。

（2）多尿期（1976年8月20—26日）：患者仍有感染性发热，神志由昏迷逐渐转为清醒，食欲增加，水肿日渐消退，尿量明显增多，日尿量最高达5530 mL，1976年8月27日以后尿量正常。血压亦下降至正常范围，CO_2CP由24.47 %上升至41.11 %，但NPN仍很高，1976年8月23日为146 mg%，故仍应及时纠正，不可麻痹大意。

继续使用能量合剂，抗感染，纠正电解质紊乱，定期检查血中各种离子浓度，以便及时用药。

（3）恢复期（1976年8月27日—9月27日）：患者能下床步行，但身体虚弱，除尿常规检查不正常外，其余各项检查均正常，1976年9月27日痊愈出院，3个月后复查尿常规亦正常。

◎中医治疗

（1）初诊（1976年8月17日）：患者发热神昏，抽搐7天，颜面苍白，口吐痰涎，肌肤水肿，少尿或无尿，脉弦滑数，舌质红，苔黄腻，舌尖苔剥，血压170/110 mmHg。

辨证：肝肾阴虚，肝风内动，风痰上扰，蒙蔽心窍。治则：清热解毒，平肝息风，祛痰开窍。

选方：羚角钩藤汤加减。组成：羚羊角 4 g（锉粉冲服，现多用犀牛角代替），钩藤 20 g，菊花 9 g，生石决 20 g，金银花 30 g，黄芩 9 g，白芍 18 g，石菖蒲 9 g，夏枯草 24 g，麦冬 15 g，法半夏 9 g，浙贝母 9 g，服 2 剂。至宝丹 2 粒，每日 2 次，每次 1 粒，化服。

（2）二诊（1976 年 8 月 19 日）：服上方 2 剂后，患者尿量稍增，痰涎减少，余症同上，脉弦滑，舌质红，苔斑剥。

选方：上方去法半夏，加生地黄 30 g、玄参 15 g，育阴生津，服 2 剂。

（3）三诊 (1976 年 8 月 21 日)：患者尿清长，每日尿量达 4850 mL，水肿显著消退，仍发热神昏，无抽搐。舌质鲜红、苔剥脱，脉细弦数，是热邪伤阴、津液耗伤的表现。急投大剂益气生津，滋阴补肾之品。

组方：白参 10 g，麦冬 20 g，生地黄 30 g，玄参 15 g，五味子 9 g，枣皮 12 g，山药 20 g，生牡蛎 20 g，金银花 30 g，服 3 剂。羚羊角改为日服 2 g。

（4）四诊（1976 年 8 月 24 日）：患者热渐退，神志稍清，时有恍惚，常叹息，尿量稍减，水肿基本消失，能进稀粥半小碗。血压正常，舌苔斑剥，脉弦细数。前方去羚羊角，续服 3 剂。

（5）五诊（1976 年 8 月 27 日）：患者神志清醒，讲话自如，虽能自行坐起，但仍虚弱，纳增，口干欲饮，自行排大便，尿量尚多，低热，脉细弦数，舌红苔转黄。继服前方5剂。

（6）六诊（1976年9月1日）：患者热退，能坐立，四肢乏力，腰膝酸软，眼干涩，视物模糊，食欲增加，尿量正常，但仍不能自解，需导尿。此时患者证属阴虚血亏，选方杞菊地黄汤合当归补血汤加益母草，连服15天，诸症消失。后以归芍异功汤加黄芪10余剂调理善后。

患者出院3个月复查尿常规无异常；随访4年，身体健康。

2. 案例分析

本例患者素体阴虚，产后又复阴虚血损，肾阴不能滋养肝木，复感外邪，致使肝木失养，肝阳上亢，化火生风，挟痰上扰，蒙蔽神明，而致昏迷，抽搐乱动，舌红苔剥，均为阴虚表现；肾主水，肾虚开阖失司，膀胱气化无权，致少尿或无尿，溢于肌肤发为水肿，成为本虚标实之证。但患者出现发热昏迷抽搐之危侯，故急投平肝息风，清热解毒，醒神开窍之品治其标实，重用羚羊角、钩藤、生石决，清热凉肝息风为主药；配大剂量金银花及黄芩清热解毒；佐菖蒲、法半夏、浙贝母祛痰开窍；夏枯草入肝胆二经，清热泻火，可清肝火，散郁结，并有降压作用；玄参、生地黄、麦冬、白芍养阴生津，配至宝丹之凉开。全方没有利尿剂，但药症相符，故疗效显著。患者服药3剂后尿量显著增多，迅速进入多尿期，此期尿量最多达5000 mL以上，仍有发热昏迷，间有抽搐，但舌质鲜红，苔剥脱，脉转细弦数，是津液严重损失的见证，故投大剂益气生津，滋阴补肾之品以救阴液，果见尿量正常，神清纳增，抽搐消失。后眼干涩，视物模糊，腰膝酸软乃是肾虚血亏，投杞菊地黄合当归补血汤，滋阴补血，迅速恢复健康。总结如下。

（1）该患者经中西医结合抢救后脱险，未留下任何后遗症，随访 4 年仍健在，2015 年患者还曾来医院看望我。

（2）子痫合并急性肾功能衰竭患者，其本在肾，初期因出现发热、昏迷、抽搐等热动肝风的症状，按急则治其标的原则，故急投清热解毒，凉肝息风，清心开窍之至宝丹，羚角钩藤汤之类剂，后肝风稍熄，即从根本着手。肾主水，司开阖，肺为水之上源，主肃降，通调水道，下输膀胱。通过滋补肾阴以恢复肾主水司开阖功能，故投以生地黄、山茱萸（枣皮）、山药等，通过补肺气，如使用了生脉散，从而促进肺的肃降和通调水道的功能。用药不到 3 天，患者小便量明显增多，平稳度过了少尿期和多尿期。因此，有理由认为中医药在促进肾组织再生及肾功能恢复，缩短少尿期、多尿期，使病情减轻方面有一定的功效。因例数不多，仅提出来供同道商榷，不妥之处敬请指正。

（四）肾炎的诊疗思路

肾炎在西医的全称为肾小球肾炎，该病并非单独的一种疾病，是临床上以起病急、血尿、蛋白尿、高血压、水肿为特点的一组肾小球疾病。其病因不同，病理改变也各异，发病机制与免疫反应有关，属中医水肿一类。古代没有尿常规检查，认为水肿消退即病愈，其实并非如此，这也显示现代中医会看化验单的重要性。

急性肾炎的患者多为是儿童。本人多年来在临床诊疗过程中，发现有部分少年儿童经常反复出现感冒、上呼吸道炎症，以及扁桃体炎、咽喉炎、龋齿、皮肤病等炎症性疾病。不发病时，孩子吃得香、跑得快，家长不觉得孩子有什么异常，但往往一查尿常规不是有尿蛋白就是有红细胞，指标异常。我认为这些孩子可能患有隐匿性肾炎或是轻型肾炎，多由链球菌感染所致，如能在病情早期进行规范化、正规化、系统化治疗，一般来说预后良好。如果病情进展到慢性肾炎，治疗往往比较棘手。

在我国，各类肾脏疾病的患者，包括肾炎、肾结石、肾囊肿、肾脏肿瘤、肾盂肾炎等患者人数将近有1亿，患者早期可无症状，往往容易被忽视，常在尿常规检查时发现有蛋白尿进而发现患病。一般来讲，成年肾炎患者，绝大多数属于慢性，有可能幼时就患有轻微的隐匿性肾炎而没被发现，成年后则因各种诱因转成慢性的，很难治愈。因此，我非常重视肾炎的早期治疗。

肾炎引发的水肿往往见于眼睑、颜面先肿，水肿的治疗法则：开鬼门、洁净府、去菀陈莝。“开鬼门”就是发汗、清肺利水；“洁净府”就是利小便；“去菀陈莝”就是通大便。

汗为心液，发病初期发汗是可以的，但要注意不能长期发汗，否则易耗损人体的元气。同不能长期发汗一样，大便次数过多也不行，这样会把元气泻掉。要想让水肿、毒素、代谢产物就近而出，路程要短，又要不伤人体的元气，不伤肾，只有利小便。病变的部位在肾，让毒素直接从小便排出，这是最好的途径。

中医经典名著中提到用麻黄连翘赤小豆汤治疗水肿，我的自拟方则有所不同。组方：金银花15 g，连翘10 g，生地黄15 g，茯苓12 g，泽泻12 g，丹皮9 g，车前草30 g，白茅根15 g，金钱草15 g，蝉蜕9 g，薏苡仁30 g，小蓟12 g，甘草5 g。为什么这样拟方子？我的拟方思路是初期患者有链球菌感染，因此用金银花、连翘，极少数情况下还会用板蓝根；生地黄、茯苓、泽泻、丹皮，为“三泻一补”，其中选用生地黄作“补”药，是因为其可以清热凉血，还能补肾。还有一点很重要，我融合了西医治疗肾脏病用糖皮质激素的观点，而生地黄有类糖皮质激素的作用，我给类风湿关节炎患者用生地黄、虫类药浸酒，也是源于这个观点。因此，大家的临床思路应开阔一点，可以结合西医的观点和药理研究结果。

车前草、白茅根、金钱草等具有淡渗利湿，利水消肿的作用，可利尿不伤肾，利水不伤阴，这些都是轻灵、活泼之品，可以长期使用。此外，薏苡仁可利水渗湿，蝉蜕可降低尿蛋白、抗过敏，小蓟可止血，没有毒副作用，都可以长期使用。

有的肾炎患者临床表现以尿蛋白为主，有的患者则以尿中有红细胞为主，还有些患者二者皆有。一般来讲，急性肾炎患者用药 1 个月后就有明显的效果，慢则 3 个月。急性肾炎患者多由链球菌感染所致，需要用抗生素治疗，首选青霉素类的药物，如青霉素、氨苄青霉素，或者头孢类药物，连续用 10 ~ 14 天，规范用药，注意老年人、小孩子用量，不能过量，这叫作针对病原体治疗。

部分患者在用抗生素治疗后，病情依然进展，这是因为链球菌作用在人体后，使得肾脏细胞致敏，进而产生致敏原，形成抗原抗体免疫复合体，这个物质又会引发其他正常的肾脏细胞致敏，出现充血、肿胀、坏死、破裂，形成恶性循环，最终导致肾脏细胞依次坏死。

对于慢性肾炎患者的治疗原则：一是让人体自身产生抵抗

力，这样虽然有致敏原（中医称其为毒素），但体内正常的细胞不受影响，不过敏、不应答；二是促进新陈代谢，这样即便产生了致敏原，也能尽快地将其排出体外；三是防止、限制致敏原的产生，不让它进入正常的细胞内，使其自行分解。为此，我会对患者重用黄芪 30 g，党参 15 g，当归 12 g，黄精 12 g，这些为每剂用量，可随症加减，以达补气补血，扶正祛邪的目的。对部分患者早期用蝉蜕或丹参也是源于上述原则。部分慢性肾炎的患者，根据其身体情况每个月注射 1 次长效青霉素，以起到预防链球菌感染的作用。

慢性肾炎患者多为成年人，时间久，病程长，治疗难，治疗方法同上，重在坚持。部分慢性肾炎患者经过治疗病情好转，尿常规、肾功能检查都正常，如随访 3 ~ 5 年检查结果均正常，可视为临床治愈。

肾炎所引起的肾病综合征，若是对激素敏感者，经过长期正规化治疗，可以达到临床治愈，尤其是青少年儿童，治愈率还是蛮高的。因激素可以引发不良反应，故患者长期用药时，应注意补充钙，保护胃肠道，维持水电解质平衡等。注意，不能骤然停药，否则病情易反复；服药期间需定期检查尿常规，若检查结果无异常，药量可慢慢减少，直至停药，停药后要再观察 3 个月。

中西医结合治疗肾炎引起的肾病综合征，疗效更好，但要注意坚持，治疗一般要 1 ~ 2 年，再观察 3 年，如患者尿蛋白、血压、肾功能均正常，且能正常生活、工作、学习，方为临床治愈。

肾炎引发的肾功能受损一般是不可逆的，因此对患者的护理很重要，可谓“三分治疗，七分护理”。首先，患者应注意休息，病情重者需卧床休息，一般患者也不能做剧烈运动，如干重活、上体育课等；其次，避免感冒，气温骤降时适当添衣，以免感冒后加重病情；最后，注意饮食调摄，肾炎患者应选择低盐、低脂饮食，多食用富含优质蛋白的食物。成年患者每天不超过 3 克食盐；少食低质量植物蛋白质，多食用高质量的动物蛋白质，如猪肉（精肉）、鱼肉、牛奶等，但注意适量，以免过剩蛋白质分解后，血液中氨含量增高，增加肾脏负担，影响肾脏功能恢复。

四、治疗感冒的临床经验

中医将感冒分为风寒感冒和风热感冒；西医则分为细菌性感冒和病毒性感冒。它是一般病、常见病和多发病，部分感冒患者可以不药而愈，但若有并发症，如急性支气管炎、肺炎、风湿关节炎、风湿热、急性肾炎、高热不退等，则应积极治疗，不能等闲视之。例如，当小儿高热 39℃以上时，应尽快送往医院治疗，以免因高热将体内“酶”系统破坏，影响生长发育和智力。

1. 风热感冒（病毒性感冒）

我在治疗感冒时首先辨寒热，再结合西医判断是病毒性还是细菌性，如果是风热感冒（病毒性），则用清热疏风解表中药足以，不用西药抗生素。如何选用中药呢？这就离不开清热、解表、疏风的柴胡、黄芩、金银花、连翘、板蓝根、荆芥、防风等。若是患者高热尤恐药力不足，要重用白虎汤。这里有个小故事，说清朝有位名医，儿子高热不退，明知要用白虎汤，但对其儿子又不敢用，口中念念有词“若是他人子，定用白虎汤，若是他人子，定用白虎汤……”他夫人听说，自己就去药店抓了 1 剂白虎汤给儿子服用，药后果然汗出热退，当晚就病愈。而这位名医还在口中念念有词，其夫人就说“不要念了，病已好了，是吃你的方子好的。”

此外，我在运用白虎汤时，会注意用药时机，即病在卫分，还未到气分，我主张截断疗法，先走一步，取得治病的先机，往往取得满意的疗效。一般 1 ～ 2 剂就可汗出热退病愈，若 3 剂仍不退热要注意找原因，可能伴有肺炎、小儿手足口病、疱疹性咽峡炎、风湿热、川崎病、支原体衣原体等感染性疾病。

自拟羌兰白虎汤——治风热感冒。基本方（成年人用量，儿童酌减）：金银花 15 g，连翘 10 g，板蓝根 15 g，柴胡 12 g，黄芩 15 g，生石膏 30 g，知母 10 g，羌活 10 g，荆芥 10 g，防风 10 g，藿香 10 g，青蒿 12 g，甘草 5 g，共 3 剂，水煎 2 次分服。

注意：重症患者可以每日加大剂量，每日 1.5 ～ 2 剂；若患者便秘可加用大黄 9 g，枳实 10 g，以达到通腑泄热，腑气通，热邪出的作用。

有不少患者和患者家属感到好奇，为什么我可以仅凭 1 剂中药方就可以让高热 4 ～ 5 天的患者汗出热退，不再反复。例如，2016 年 6 月 6 日上午，有一位高三毕业班的女孩因感冒反复发热来我处就诊，第二天就要参加高考，她的母亲非常着急，我说她孩子都发热 5 ～ 6 天了怎么没去医院看病，她说“去看了西医，打了点滴，也看了中医，吃了中药，仍然天天高热 39℃以上，人一点劲儿都没有，她平时成绩还可以，这要是不能参加考试，再复读 1 年太可惜了，求您给看看吧！”当天我让这个女孩第一个看诊，她上午服药后在下午4时左右开始退热，下午5时左右出了一身大汗，热全退，神爽纳增，次日参加考试发挥正常，后被心仪的大学录取，还送了一面锦旗对我表示感谢！

以上方剂50年来曾治疗风热感冒成百成千例，效果很好，未见明显毒副作用，男女老少皆宜，足见中医学的奇妙。

2. 风寒感冒（病毒性感冒）

治疗风寒感冒（病毒性感冒）拟辛温解表，宣肺散寒，用荆防败毒散加减便可。基本方：荆芥10 g，防风10 g，羌活9 g，独活9 g，柴胡10 g，黄芩10 g，川芎9 g，桔梗10 g，枳壳10 g，甘草5 g，前胡10 g，茯苓10 g，加入3片生姜，随症加减。

注意：若风寒感冒、头痛剧烈，属神经血管性头痛，可改用川芎茶调散随症加减，疗效很好。基本方：川芎10 g，荆芥10 g，防风10 g，羌活10 g，白芷10 g，薄荷4 g，延胡索10 g，郁金10 g，蔓荆子10 g，柴胡10 g，黄芩12 g，葛根30 g，去细辛，加生姜3片。头痛越剧烈者，效果越明显。此外，治疗感冒患者时，表邪从表入，自表而解，一汗了之，但发汗不能太过。

◎**案例**　2016年，有位吉安县的女患者，体形较胖，头痛10余天，在某医院治疗，又是静脉输液，又是口服中药、西药，花费2000多元却未见好转，后来我这里就诊，我考虑应该是风寒感冒引起的头痛，给予川芎茶调散加减治疗。患者用药1次后头痛明显减轻，用药2次后痊愈，全程仅花费200多元。对部分患者我会根据其病情加用板蓝根、柴胡、黄芩等。但有一点大家要特别注意，在临床选用疏散风寒的药物时，慎用细辛，因为其含有马兜铃酸，对肾脏有损；龙胆泻肝汤或龙胆泻肝丸是清泻肝胆实火，清利肝经湿热的良药，但方中的木通，也含有马兜铃酸，长期服用也会损害肾功能。

五、治疗重型剥脱性皮炎的临床经验

◎**案例** 患者宋某某，男性，19岁，1994年12月9日因全身皮肤出现红斑、脱皮、瘙痒并持续15天入院。

患者就诊前15天因双下肢皮肤不适在乡医院用药后（具体不详），全身皮肤出现红斑、丘疹、水疱，瘙痒难忍，逐日加重而求治于我院皮肤科。入院检查：全身皮肤密布红斑，水泡结痂、脱皮，皮肤增厚粗糙，尤以四肢末端皮肤变黑、肿胀，一般情况较差。肝功能严重损害：总胆红素233 mmol/L，间接胆红素233 μmol/L，谷草转氨酶130.6 U/L，谷丙转氨酶69 U/L，γ-谷氨酰转移酶（γ-GT）31.8 U/L，总蛋白54.8 g/L，白蛋白26.5 g/L，球蛋白28.3 g/L；肾功能受损：CO_2CP 25 mmol/L，尿素氮11.8 mmol/L，肌酐150.8 mmol/L。入院诊断为重型剥脱性皮炎。给予氢化可的松、氯雷他定、氨苄青霉素等抗过敏、抗感染药物，治疗3天未见好转，病情危重，遂急邀余会诊。刻诊：全身皮肤剥脱，色黑粗糙如烧焦之鳞片，口唇、眼睑处皮肤脱落明显，鲜红如丹，灼热疼痛，张口困难，羞明闭目，头胀痛，口干喜冷饮，胸腹灼热，大便7日未解，小便短赤，舌暗红苔薄黄，脉细数。辨证为药毒侵袭，火热炽盛，迫血妄行。治拟清热泻火，凉血散瘀，通腑排毒。投自拟犀地泻心汤，药用犀角粉6 g（冲服），金银花20 g，生地黄30 g，丹皮、知母各12 g，黄芩、紫草各15 g，栀子、枳壳、连翘各10 g，大黄9 g（另包后下），生石膏50 g，黄连6 g。

二诊：服药3剂后，全身灼热疼痛好转，大便已通，时作恶心，舌脉同前。继投上方，改大黄为3 g，加法半夏10 g，再进3剂。

三诊：病情明显好转，脱皮已止，红斑渐退，口唇、眼睑红肿大消，双目开闭自如，视物如常人，舌质红，苔薄白微黄，脉细。遂以益气养阴，清热凉血，通腑解毒为主，药用：白参、五味子各7 g，麦冬、紫草各15 g，茯苓、白术各12 g，泽泻、栀子各10 g，枳壳9 g，黄连5 g，大黄3 g。服毕4剂，全身皮肤光滑如常人，随后复查肝、肾功能均正常，痊愈出院。

【按语】 此患者乃药毒侵袭，化火燔灼血络，破血妄行，泛于肌肤所致。“火毒乃热之极”，来势迅猛，病情险恶，最易生风动血。若单投清热泻火之剂，恐是杯水车薪。犀地泻心汤为犀角地黄汤、三黄泻心汤、白虎汤三方加减而成，投犀角地黄汤以泻火解毒，凉血散瘀，方中犀角性味咸寒，专入血分，具有凉血泻火，解毒息风之功，既治已病（动血），又防传变（生风），实为血热妄行，血热生风之要药；又予泻火解毒止血见长的泻心汤，清源正本，尤以方中大黄性味苦寒，可入气分，又入血分，有泻火解毒之功，通腑排毒之效，使药毒从下而出，犹如釜底抽薪。大黄还能凉血止血，散瘀除结，推陈致新，止血而不留瘀，为直折火毒之圣药；加投泻热救津的白虎汤，以折火热之势，顾阴津之伤，诚为标本兼顾之举。三方合用，使火热得泻，血热可凉，腑结能通，药毒亦除，充分体现了中医“多管齐下”“分消走泄”“以泻代清”的原则。药证相符，效如桴鼓。

六、治疗乳痈的临床经验

乳痈是乳房的急性化脓性疾病，西医称为急性化脓性乳腺炎。多发生于哺乳期妇女，尤以产妇多见，产后 3 ~ 4 周发病者最多，多发单侧乳房胀，局部发热，乳房局部红肿热痛，称为脓肿，甚至形成乳漏，影响婴儿哺乳及产妇产后恢复。我在多年临床实践中，针对此病自拟“乳痈消”，重用陈皮，治愈患者 30 余例，现将临床治疗情况介绍如下。

1. 一般资料

在 30 余例患者中，全部为初产妇，起病多在产后 1 个月内，病程均在 1 周之内。主要临床表现：发热，烦渴，大便紧，一侧乳房胀（或有肿块），局部红肿热痛，舌质红，苔黄，脉数。

2. 治疗方法

口服自拟乳痈消汤剂。方药基本组成：陈皮 30 g，橘核 15 g，柴胡 12 g，黄芩 12 g，皂角刺 15 g，王不留行 15 g，野菊花 20 g，金银花 20 g，丹皮 9 g。伴有高热、烦渴者加知母 12 g，生石膏 30 g；伴有大便秘结者加大黄 7 g。日 1 剂，头煎、二煎混匀，分 2 次口服。病重者日 2 剂，每 6 小时口服 1 次。配合局部理疗。

治疗结果：30 余例患者全部治愈；用药时间最长者 24 天，最短者 6 天，平均用药 17 天治愈。

3. 典型案例

患者曾某某，女，25 岁。初诊时间：1994 年 7 月 30 日。

病史：产后2月余，发热3天，伴有右侧乳房肿痛，口干渴，烦躁，不欲食，大便结。

查体：右侧乳房内上限有轻度肿大，可触及硬块，局部灼热，焮红，压痛明显，无波动感，舌质红，苔薄黄，脉细数。

辨证：脾胃郁热，热毒壅盛。治法：清热解毒，疏肝理气，消肿散结。

处方：柴胡13 g，黄芩15 g，金银花20 g，连翘12 g，皂角刺13 g，陈皮30 g，橘核15 g，丹皮10 g，赤芍12 g，蒲公英15 g，枳实9 g，生石膏30 g，知母12 g，大黄7 g（另包），共4剂，日1剂。

1994年8月2日复诊，热退，右侧乳房疼痛明显减轻，肿块明显缩小，大便通，舌质红，苔薄白，脉细数。

处方：守上方去生石膏、大黄，共2剂，日1剂。

1994年8月5日再诊，患者症平稳，恶心，脉细，舌质红，苔薄白。热毒已去，拟疏肝理气，通乳散结方剂。

处方：柴胡8 g，枳实9 g，陈皮30 g，橘核15 g，金银花15 g，蒲公英9 g，赤芍12 g，皂角刺12 g，共4剂，日1剂。患者服4剂后，临床症状消失，痊愈。

【按语】　乳痈是由乳汁淤积所致。该病的内因多为患者饮食不节，多食发乳之物，乳汁分泌过多，乳腺管不通，乳汁淤积，或乳头发育不良（乳头过大或过小，或乳头内陷）影响哺乳，使乳汁积于乳房内，外因多为乳头皲裂，婴儿含乳而睡，或婴儿有口腔疾病，致细菌沿乳头进入乳腺组织，淤积的乳汁成为细菌的培养基，郁久则化腐成脓。故乳痈的治疗重在早期，其中疏通乳汁是关键。《外证医案汇编》指出："治乳痈，不出一法。脾胃气壅，则为痈；肝胆木气郁，则为疽……若治乳以一气滞著笔，无论虚实新久，温凉攻补，各方之中，夹理气舒络之品，其乳络疏通。"故本方重用陈皮，行气健脾，辅以橘核、柴胡疏肝解郁；金银花、蒲公英、野菊花、黄芩清热解毒；王不留行、皂角刺活血下乳。全方配合以达疏肝理气，清热解毒，散结消肿之效。

从临床效果来看，本法优于单纯用抗生素治疗。据报道乳腺炎耐药菌感染较多，单纯抗菌治疗效果不理想，更重要的是本方具有疏通乳管，减少乳汁分泌等多种作用。

七、治疗乳腺小叶增生的临床经验

乳腺小叶增生是女性常见的疾病之一，多为良性，极少数非典型增生可恶变为乳腺癌。乳腺肿瘤已上升为威胁女性健康的"第一号杀手"。主要临床表现为乳腺疼痛、乳腺肿块，往往随月经周期反复发作，影响患者生活。多年来通过反复实践，我自拟治疗乳腺小叶增生方。基本方：柴胡 9 g，当归 10 g，赤芍 12 g，生牡蛎 30 g（另包），夏枯草 12 g，皂角刺 8 g，薏苡仁 30 g，桃仁 9 g，红花 7 g，王不留行 9 g，枳实 9 g，延胡索 9 g，郁金 9 g，甘草 5 g。此方对乳腺囊肿疗效亦佳，具体用药随症加减。

◎**案例 1** 患者王某，女，34 岁，1984 年夏初诊。

患者自诉两乳疼痛 1 周，刺痛，难于启齿，痛时欲脱衣，内衣碰到乳房即疼痛难忍，在家就不穿上衣，遂来我处就诊。经检查，两乳房均有结节，大的如蚕豆大，小的如黄豆大，约有 4 个结节，质软，边缘清晰，可动，压痛明显。

处方：柴胡 9 g，当归 10 g，赤芍 12 g，生牡蛎 30 g（另包），桃仁 9 g，红花 7 g，王不留行 9 g，薏苡仁 30 g，皂角刺 8 g，延胡索 9 g，郁金 9 g，夏枯草 12 g，甘草 5 g。

患者连服 5 剂后乳房疼痛明显减轻，穿衣后乳房不再疼痛，守方续服 30 剂，诸症消失，患者对疗效非常满意。

◎**案例 2** 患者刘某，女，34 岁，2015 年 12 月 23 日初诊。

患者双侧乳房刺痛 7 年余，7 年前查出有乳腺小叶增生，1 个月前双乳有刺痛。平素月经不规律，末次月经时间为 2015 年 12 月 2 日，经量少；检查发现有多发性乳腺小叶增生，5 天前经彩超检查提示有子宫肌瘤；夜寐伴有上肢发麻，近 3 日加重；纳可，二便正常，舌红苔少，脉缓。

方药：柴胡 9 g，当归 12 g，白芍 12 g，川芎 9 g，桃仁 9 g，红花 7 g，夏枯草 12 g，生牡蛎 30 g（另包），王不留行 9 g，黄芪 30 g，党参 12 g，益母草 12 g，鸡血藤 12 g，桂枝 8 g，丹参 12 g，甘草 5 g。

患者服药 6 剂后，仍有乳房刺痛，但较前好转。守方续服，加薏苡仁 30 g，皂角刺 8 g。2016 年 1 月 5 日三诊，患者自诉乳房疼痛明显好转，月经量少。守方，加枸杞子 15 g，共服 30 剂。以后 2 个月在月经前 1 周续服上方 7 剂，以巩固疗效。

◎ **案例 3** 患者黄某，女性，28 岁，2015 年 11 月 24 日初诊。

患者因两侧乳房胀痛 6 月余就诊，彩超示右侧腋窝有 3 个淋巴结，大者约 19 mm × 11 mm；左腋窝有 2 个淋巴结，大者约

16 mm×6 mm，舌红苔白，脉细。使用自拟治疗乳腺小叶增生方加减治疗，约3个月后疼痛消失，淋巴结均缩小。

【按语】 乳腺小叶增生虽是不起眼的小病，但常给患者带来烦恼和不安。从中医角度看，乳腺小叶增生多由肝气郁结、血瘀阻络而成。当以疏肝解郁、理气散结、活血通络为原则，其中柴胡、枳实疏肝理气解郁，当归、黄芪益气养血，延胡索、川芎行气活血，桃仁、红花、赤芍、王不留行活血祛瘀通经，方中夏枯草、生牡蛎软坚散结，是不可或缺之品，全方具理气、活血、软坚、散结之功，从而达到消肿止痛功效。若患者见肝郁化火伤阴之象，可去川芎，加丹参。若肾阴阳亏虚，可加黄精、菟丝子、枸杞子等补肾之品。我多年来共治疗该病60余例，疗效都很满意。虽属雕虫小技，但实用有效。此外，乳腺小叶增生虽属良性，但有极少数患者可恶变成癌，因此建议患者每年定期去医院检查，以防不测。

八、治疗麻疹和幼儿急疹的临床经验

两者相同点是患者均为婴幼儿，均多发于冬春季，病因都是病毒感染，患者的白细胞计数都降低。两者之间最大的区别点：幼儿急疹是突然发热，疹出热就退；麻疹是发热疹出，发热温度越高，疹子出得越多、越整齐。

此外，两者的疹点特征不同、出疹部位也不同。幼儿急疹特征：一是疹点可以出现在全身任何地方，没有一定的秩序，疹点消退后也没有色素沉着和脱屑；二是发病时伴随淋巴结肿大，如耳后、枕部、颈部淋巴结肿大，没有其他的伴随症，预后良好。

麻疹的特点：一是患者有麻相，眼泪汪汪、咳嗽流涕（西医的卡他性症状）；二是口腔里面有费科氏斑；三是麻疹的出疹点有先后次序，即由耳后、头面部、颈部、胸背部、腹部、四肢近端、四肢远端，再到手心、脚心，且疹点之间有正常的皮肤，这个幼儿急疹是没有的；四是麻疹摸上去触手，疹退后有脱屑、色素沉着。

对麻疹患者的护理很重要，护理不好易产生并发症，如肺炎、心肌炎、痢疾、脑膜炎等，预后不良。幼儿急疹一般预后良好。中医治疗二者以“异病同治”为原则。我采用辛凉解表透疹法，以清热解毒。初期处方：金银花 8 g，连翘 7 g，板蓝根 7 g，蝉蜕 5 g，柴胡 8 g，黄芩 8 g，法半夏 5 g，杏仁 6 g，桔梗 6 g，荆芥 7 g，藿香 7 g，防风 7 g，甘草 3 g（5 岁以下儿童）。基本方随症加减。

医案分享篇

一、内科

1. 浅谈斑秃的中医诊治

20 多年来我共诊治斑秃患者 21 人，其中女性 8 人，男性 13 人，年纪最大为 58 岁，最小为 3 岁，治疗有效共 18 人，有效率为 89.5%；治愈共 14 人，治愈率为 66.6%；治疗无效共 3 人，其中 2 人为 50 岁以上老人，1 人为 3 岁男孩。疗效判定：斑秃部位全部生长头发为痊愈；斑秃部位部分长出头发为有效；斑秃部位未生长头发为无效。

斑秃为一种突然发生的局限性脱发的慢性病，常表现为斑块状头发脱落，小部分可发展为头发完全脱落（全秃）或除全秃外体毛亦脱落（普秃）。也就是中医所说的“油风”，又名鬼剃头。《外科正宗·油风》云：“油风乃血虚不能随气荣养肌肤，故毛发根空，脱落成片，皮肤光亮，痒如虫行，此皆风热乘虚攻注而然。”其特点：脱发区皮肤变薄，感觉正常，无自觉症状。本病可发于任何年龄，但多见于青年，男女均可发病。

◎**案例 1**　患者宋某，女，23 岁。初诊时间：2011 年 10 月 17 日。

主诉：脱发 2 周（图 1 ~ 图 4）。诊查：大面积（80% 以上）脱发。诊断为斑秃。

辨证：证属气血亏虚型斑秃。治法：治当益气养血，补肾生发。选用八珍汤、当归补血汤加减。

处方：生地黄 12 g，熟地黄 12 g，白芍 12 g，党参 15 g，茯苓 10 g，当归 10 g，川芎 9 g，黄精 12 g，何首乌 12 g，枸杞 15 g，桑葚子 15 g，白术 9 g，酸枣仁 10 g，甘草 5 g，丹参 15 g。

服用上方 15 天后，长出白色毛绒毫毛；1 个月后长出细小黑发；继续服药 2 个月后新生的头发变黑、变粗，效不更方；继续服药 3 个月后斑秃部位全部长出新发。

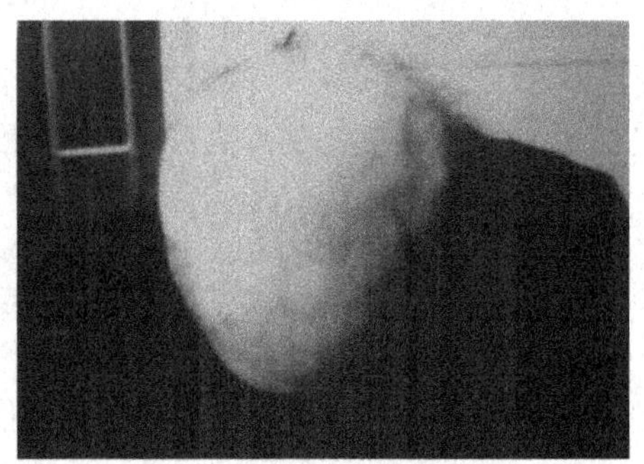

图 1　初诊时大面积脱发

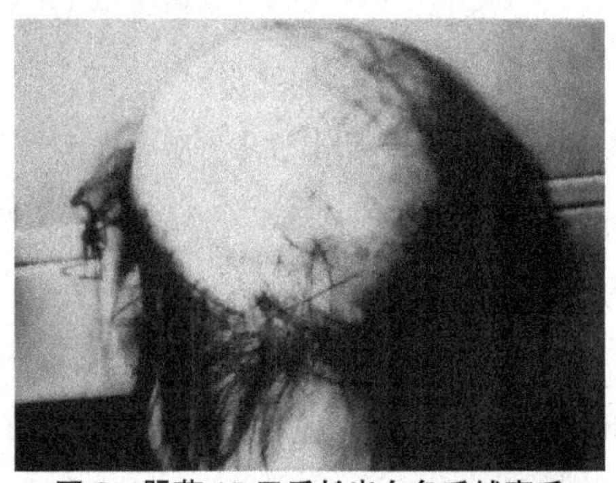

图 2　服药 15 天后长出白色毛绒毫毛

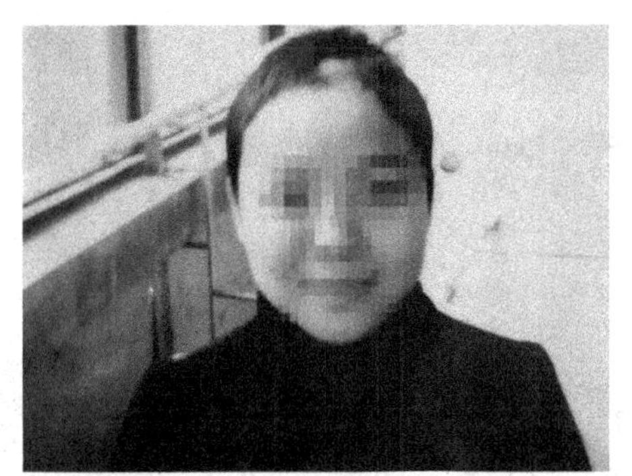

图3　继续服药2个月后新生的头发变黑、变粗

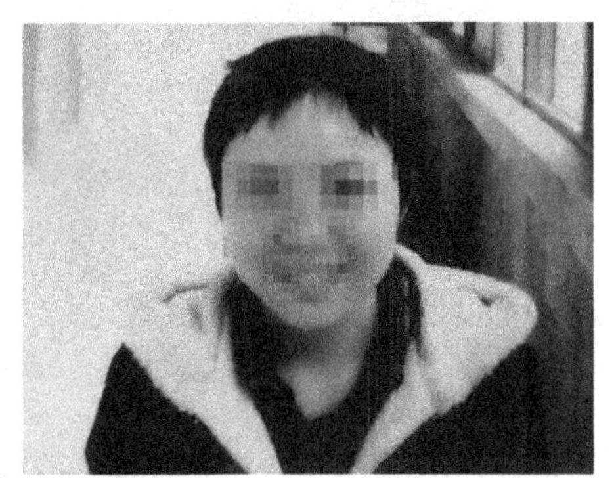

图4　继续服药3个月后斑秃部位全部长出新发

◎**案例2**　患者陈某，女，36岁。初诊时间：2013年4月12日。

主诉：反复脱发1年有余（图5）。患者1年前无明显诱因出现反复脱发，头发大把地脱落，据其描述就诊时仅余不到1/4，出门只能戴假发。诊断为“斑秃”，至多个地方治疗后症状无明显改善。

诊查：患者头发几乎全部脱落，余下不到1/4，食纳可，大小便正常，舌红苔薄白。

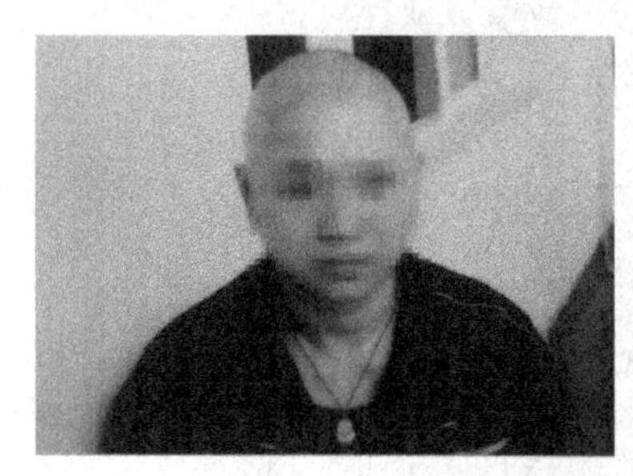
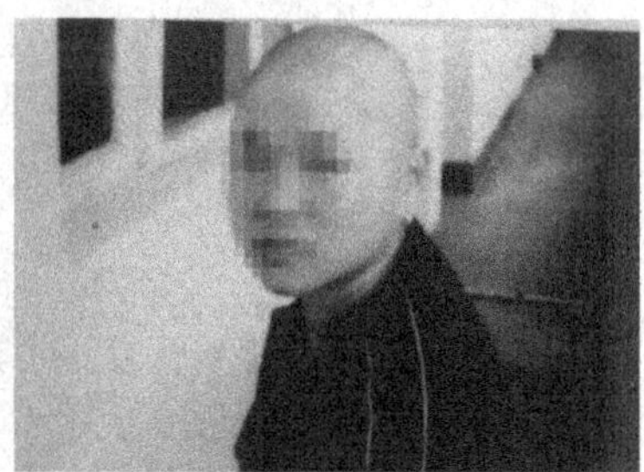
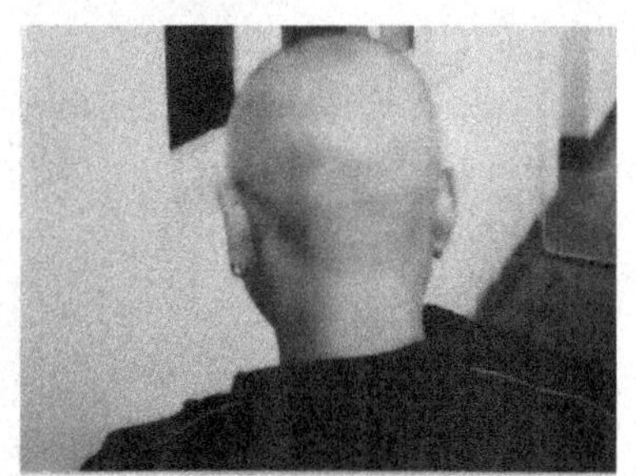

图5　初诊时患者头发脱落情况

治疗法则同上，共治疗6个月斑秃部位全部长出新的头发（图6）。

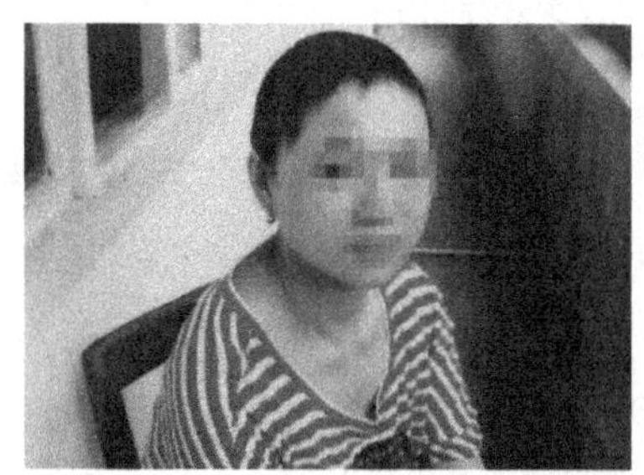
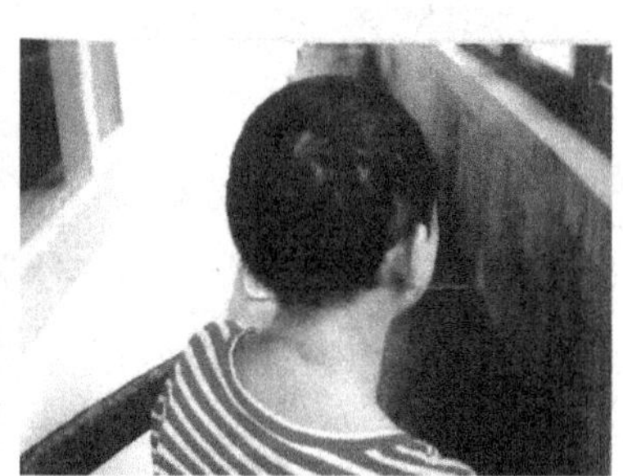

图6　治疗6个月后患者头发生长情况

◎**案例3**　患者，男，18岁。

主诉：1990年因高考成绩不理想，未达到自己的心愿而闷闷不乐，失眠纳差，进校1个月后开始脱发，初期为斑块状脱发，继而大块脱发，头发一把一把地脱落，致头发所剩无几，情绪十分低落，出门怕被人耻笑，只得戴顶帽子，到处求治。

初诊时，患者头部绝大部分光秃秃一片，无一根头发，只是周边有散在的细小的头发，脉细，舌红苔白，纳差，寐差易醒，二便正常，诊断为斑秃。本例患者就诊时为高考生，学习压力很大，原本成绩还好，但最终未考上理想的大学，心情不是很舒畅，食不知味，吃不好，睡不着，因此身体缺乏营养，致精血不足，发为血之余，精不化血，血不养发，肌肤失润，发无生长之源，毛根空虚而发落成片，形成恶性循环。

诊治：按上法加用疏肝调理情志的中药，如柴胡、郁金等。经过治疗后，患者头发生长茂密，出门不用戴帽子了，整个人精神抖擞，随访20余年未脱发。

◎**案例4**　患儿，男，3岁。因服用鹿茸附片而致脱发。

本例因家长希望儿子身体好，长得结实，让患儿服用鹿茸、制附片而致大面积脱发，所剩无几。鹿茸、附片都为温肾壮阳之品，大辛、大热、大补肾阳，小儿为稚阴稚阳之体，不能太过，过则不及。按上诉方法治疗后效果不佳。

综上所述，斑秃大多是由气血亏虚或情志不畅导致。气血两虚，肝肾不足，精不化血，血不养发，肌肤失润，发无生长之源，毛根空虚而发落成片。《素问·上古天真论》："肾者主水，受五脏六腑之精而藏之。"由于肾为藏精之脏，故肾精化血的意义更为重要。肾精化血荣养头发，故称发为肾之外华，又为血之余。肾的主要生理功能，肾主藏精，主水，主纳气。肾在体合骨，生髓，通脑，其华在发。脾胃为后天之本，气血生化之源。水谷精微为气血的主要生成来源，肾精也赖后天的水谷之精不断充养。

本症的治疗原则主要是“补养气血，补肾生发”。用药主要是八珍汤的加减，以补养气血，同时加入何首乌和黄精，以补肾益精生发；血虚生热，血热成瘀，所以还应清热凉血，活血化瘀，加丹参；有形之血生于无形之气，故用当归补血汤，黄芪大补脾肺之气，以资化源，使气旺血生。配以当归养血和营，则阳生阴长，气旺血生。同时加入一些阿胶之类的血肉有情之品。结合西医的观点，斑秃治疗有效的前提是毛囊根未被破坏，无真菌感染。中药治疗的同时可以服用胱氨酸片和多维元素片（21），辅助治疗。

斑秃为慢性病，贵在坚持治疗，确定治疗方案，实践证明有效就要坚持。有方有守，守方前进，效不更方，遇有症状变化可稍做更改，直至痊愈。患者和医生要相互配合，医生在治疗的同时，患者要树立信心，做好打持久战的准备，这样才可以收获意想不到的惊喜。

2. 寒热错杂，虚实夹杂，表里同病治验

◎**案例**　患者尹某，女，82 岁。初诊时间：2015 年 7 月 8 日。

患者因“怕风怕冷 3 月余”前来就诊。症见形寒肢冷，正值夏季，感周身寒冷，寒战，需添加厚衣，直至大汗出，方有所缓解；默默不欲饮食，伴心烦，失眠，头目眩晕，神疲乏力；小便调，大便 6 ~ 7 日一解，燥如羊屎。舌淡苔白腻，舌边紫暗，脉弦紧。该患者既有表证又有里证，寒热错杂，虚实夹杂，属疑难杂症。

辅助检查：2015 年 6 月 29 日头颅 CT 检查提示，左侧颞部占位，左侧基底节区陈旧性腔梗；双侧额顶叶皮层下缺血灶；轻度脑白质变性。

辨证：痹证；气血两虚，外感风寒之邪。治法：益气解表，活血化瘀，养血安神。

处方：黄芪 30 g，当归 10 g，白芍 12 g，熟地黄 12 g，川芎 9 g，荆芥 10 g，羌活 9 g，防风 10 g，白术 10 g，桃仁 10 g，葛根 30 g，蔓荆子 9 g，泽泻 12 g，甘草 5 g，地龙 12 g，丹参 12 g，酸枣仁 12 g，合欢皮 12 g，远志 8 g，共 7 剂。

2015 年 7 月 15 日二诊：服药后，四肢渐暖，怕风怕冷症状有所好转，纳寐可，二便正常。守方续服 10 剂。

此后随访，患者服药后，诸症状逐渐消失，身体好转，次年未再发作。

【按语】 本证属本虚标实之证。患者为老年女性，气血不足，久病伤阳，易感受风寒之邪，并四肢厥冷。怕风怕冷 3 月余，乃正虚邪恋，治宜扶正祛邪，故方中用玉屏风散以固表益气，实腠理，疏散风邪；又用荆芥、羌活、防风、蔓荆子等解表药助其祛风解表之力，攻补兼施；血虚则心神失养，致失眠，故方用枣仁、合欢皮、远志、丹参等药养心安神；因“久病入络”“怪病多痰”，方中以四物汤加桃仁、地龙养血和血，祛瘀通络；水停心下，气虚清阳不升则眩晕，这是痰饮之症，故用泽泻汤治之，标本兼治。是以全方共达“正胜邪自去”“驱邪不伤正”之效。

3. 中医治疗心包积液验案 1 例

◎**案例** 患者张某，男，49 岁。初诊时间：2013 年 8 月 12 日。

患者 2013 年 3 月 25 日于北京某医院行“心脏搭桥术”，手术顺利，但术后出现胸腔积液、心包积液，先后 3 个月多次在我院住院治疗，但效果不理想，遂出院。2013 年 8 月 13 日初次就诊于我处，患者诉术后寐差，头晕，全身乏力，自觉心脏有不适，左背肩胛区疼痛，大便干结如羊屎。舌红苔黄腻，脉细。心脏彩超检查提示为心包腔积液。既往有糖尿病病史。

辨证：悬饮之饮停心包，证属肺脾气虚，饮停心包，郁而化热。治法：健脾利湿，补气宣肺，活血清热。

处方：党参 12 g，麦冬 10 g，五味子 8 g，丹参 15 g，百合 12 g，郁金 9 g，枣仁 12 g，薏苡仁 30 g，泽泻 15 g，瓜蒌皮 10 g，葶苈子 12 g，茯苓皮 15 g，大腹皮 10 g，黄芩 18 g，玄参 10 g，白果 10 g，甘草 5 g，法半夏 5 g，桔梗 9 g，7 剂，水煎服，每日 1 剂，分两次服用。

2013 年 8 月 19 日二诊：寐尚可，右臀部及左肩部疼痛，心脏有潮涨退样不适，纳可，大便干燥，舌红苔黄腻，脉细。上方加莱菔子 30 g，降气化痰，14 剂，煎服法同前。

2013 年 9 月 2 日三诊，症状明显好转，无明显胸闷、胸痛，纳可，寐可，大小便正常。上方加生地黄 12 g，7 剂。

2013年9月9日四诊：有乏力感，纳寐可，大便偏干，解小便时无力，伴腰痛，舌红苔薄黄，舌体胖大边有齿痕。上方加黄芪30 g，以补气利水，7剂。

2013年9月16日五诊：症状好转，无明显不适，纳寐可，大便干，1～2次/日，小便少，舌胖大苔黄，脉细。上方去郁金、枣仁、葶苈子、玄参、法半夏，加枳壳10 g，7剂。

2013年9月24日六诊：症状好转，双上肢食指、小指麻木感，右侧更甚，眼睛易疲劳，血糖高。上方加当归9 g，7剂。7剂后患者症状明显改善，其后1.5个月守方续服，随症加减。2013年10月30日后加服西药：呋塞米1片，每日1次，共服用20日。

2013年9月29日复查心脏彩超提示心包积液少量，右心室积液（轻微），左心室轻度积液；2013年11月25日复查心脏彩超提示心包腔微量积液，左心室顺应性稍减退，心包壁层回声欠光滑，脾大。

2013年12月9日复诊，中药已调服近4个月，心包积液明显减少，纳寐可，双肩轻微酸痛，无乏力、头晕，无心脏不适，二便畅。继续中药调服7剂，积液消失。

【按语】 冠状动脉旁路移植术又称冠脉搭桥手术，高达20%的冠状动脉旁路移植术病例在术后4周出现心包切开术后综合征。这是心胸外科术后的一种炎症反应，常见临床表现包括术后1周以后无明显诱因发热，心包摩擦感，胸膜炎性胸痛，新出现或原有胸腔积液增加，新出现或原有心包积液增加。其与术后死亡率增加相关。目前用于治疗心包切开术后综合征的西药主要包括类固醇激素、非甾体类抗炎药（NSAIDs）和秋水仙碱。发热和胸痛可用 NSAIDs 或非激素类抗炎药加以缓解，用药后 48 小时内无效可使用激素治疗。

本例患者行冠脉搭桥术后出现心包积液、胸腔积液，并诉有心前区不适、乏力等表现，符合心包切开术后综合征的诊断。患者术后反复西医治疗无效后转中医治疗。四诊合参，可知属中医“痰饮”范畴，故诊断为悬饮之饮停心包。经手术治疗后局部痹阻得以宣通，但手术创伤又致瘀血产生，痹阻心肺，肺失肃降，致使三焦水道不得通畅，造成水饮停于心包。痰饮郁久化热，故舌红苔黄腻；肺与大肠相表里，肺失肃降，且久病体虚，营阴暗耗，故大便干结如羊屎；瘀血不去，新血不生，致使心血不足，心神失养，则夜寐不安。故治疗上从健脾利湿，补气宣肺，活血清热入手，意在使经脉通利，三焦水道通畅，停饮随小便而出。在治疗中还注意到利用气血相互关系的理论，饮聚胸胁而成胸腔积液。《血证论》指出：“内有病血，则阻碍气道，不得升降，是逆而为咳，气壅即水壅，气即是水故也。水壅即为痰饮，痰饮为瘀血所阻，则愈冲犯肺经，是以倚息不得卧也。须知痰水之壅，由瘀血使然，但去瘀则痰水自消”。可见气、血、水三者失调互为因果。

方中以党参、麦冬、五味子、百合补气养阴润肺，使水道通调；丹参、郁金活血化瘀；薏苡仁健脾利水，合泽泻、葶苈子、茯苓皮、大腹皮通利三焦水道而逐饮，使饮从小便而出；枣仁补血安神，与百合、五味子、丹参清心共助安神之效；瓜蒌皮、半夏、桔梗开胸中痰结，豁痰下气，辛温通阳；白果可敛肺定喘，除湿泻浊；黄芩、玄参清热凉血；服药后痰瘀去，经脉畅，水饮得出路，故病愈。

4. 益气健脾和胃，化积导滞消疳法治愈Ⅲ度营养不良

◎**案例** 患儿夏某某，男，1岁。初诊时间：2010年7月29日。

患儿泄泻2月余，低热1周。解黏液样便，含不消化食物，日4次；烦躁啼哭，就是要吃，不知饥饱；精神萎靡，头大颈细，毛发稀疏，干枯无华；面若瘦猴，青筋显露，骨瘦如柴；皮肤毫无弹性，状若九十岁老太；舌红少苔，脉细数；前囟未完全闭合，初步诊断为Ⅲ度营养不良。疳积病情严重，急需住院治疗。据患儿父母所言，此前曾两次住院治疗无效，病情加重，今次要求入住我院儿科。儿科医生提出建议：该患儿病情极为严重，建议父母将其转送至省儿童医院治疗。然该患儿父母对我说："孩子病得这么严重，去省儿童医院也很困难，况且有无希望都很难说，求求你尽力帮忙治疗！"对家长再次强调患儿病情严重后，我表示会尽最大努力救治。

处方：党参6 g，白术6 g，茯苓6 g，法半夏4 g，广木香3 g，白参2 g，砂仁2 g，神曲（炒）7 g，焦山楂4 g，麦芽（炒）7 g，防风5 g，泽泻5 g，桔梗4 g，藿香6 g，淮山药9 g，甘草2 g；5剂，日1剂，多次含服。

西药：利福平，2粒。用法：每日1次，每次1/3粒；口服补液盐2包，用法：稀释后当开水饮用。

饮食：以米汤（浓）为主食，服用6个月。

2010年8月3日二诊：腹泻次数减少至每日2～3次，溲酸味，体温正常。中药同上方，加黄芪 7 g，共服 10 剂；西药去利福平，继续服用口服补液盐。

2010 年 8 月 17 日三诊：患儿感冒，体温 37.4℃，腹泻日 4 次。中药续服上方，加柴胡 4 g、黄芩 5 g，去黄芪，服 6 剂；西药继续服用口服补液盐。

2010 年 8 月 23 日四诊：泻止热退，烦躁啼哭减少。中药守方前进，进服 7 剂；西药同上。

2010 年 8 月 30 日五诊：诸症明显好转，精神好转，啼哭止，不再说要吃，饮食正常，大便成形，仍旧消瘦，但皮肤弹性有明显改善。此时患儿的病情终于缓解，我悬着的一颗心终于放下来了，调整用药如下。

处方：党参 7 g，白术 7 g，茯苓 7 g，法半夏 3 g，淮山药 10 g，藿香 6 g，厚朴 5 g，白参 2 g，防风 4 g，泽泻 4 g，神曲（炒）7 g，焦山楂 4 g，麦芽（炒）7 g，甘草 2 g；以上为基本方，共用 4 月余。治疗中途患儿有几次感冒，则加用柴胡、黄芩、金银花、连翘，去黄芪、白参，一般 3 ~ 5 剂后痊愈。

西药继续口服补液盐，加用葡萄糖酸锌钙口服液，每日 1 次，每次 1/2 支。回溯整个治疗过程中，口服补液盐 3 月余、葡萄糖酸锌钙口服液 1 月余。

【按语】 “疳积”简称“疳”，多由脾胃虚损所致的全身虚弱的小儿疾病，西医谓之“营养不良”。在古代由于生存环境不良，该病顽固复杂，病死率高，古人视其为“恶候”。诸疳皆脾胃病，故治疗应该以顾护脾胃为本，调脾和胃。治拟益气健脾和胃，化食导滞消疳。基本方以香砂六君子汤为主，合焦三仙、玉屏风，另加藿香、厚朴散寒化；随症加减，治疗过程守方前进达5个月之久。

小儿为稚阴稚阳之体，饮食不洁，喂养不当，易伤脾胃。疳积患儿久病体衰，不宜克伐太过，也不宜急补，只能顺其自然，帮助其恢复自身运化功能以达到痊愈的效果。米汤既有营养，又易吸收，还可止泻，对虚弱之体很适宜。此外，还应补充电解质，可用口服补液盐和钙剂。

西医治疗Ⅲ度营养不良尚无特效药，中医治病则以人为本，从脾胃着手，持之以恒，守方前进，终于治愈。本例患儿目前正常上学，其全家和我一直保持联系，已成为朋友。

5. 平肝息风法治面部痉挛1例

◎**案例** 患者聂某某，女，58岁。初诊时间：2014年2月22日。

患者右侧面部不自主抽搐3月余，自诉面部抽搐与天气变化有关，伴有眩晕，纳寐可，二便调，舌红苔白厚。

西医诊断：面神经痉挛。

中医诊断：痉证（邪壅经络）。

辨证：风邪上攻于头面，耗伤阴血，迁延不愈，发为动风。治法：疏散风邪，潜阳息风。

处方：葛根30g，荆芥10g，防风10g，白芷9g，白芍12g，全蝎5g，蜈蚣1条，生地黄12g，蔓荆子9g，柴胡9g，黄芩12g，僵蚕12g，黄芪30g，甘草5g；7剂，水煎服，日1剂。

西药选用维生素B_1以营养周围神经。

二诊：服药后眩晕明显缓解，但右侧面颊仍有不自主抽搐，纳寐可，舌红苔白厚。守方续服7剂，并加用制白附6 g。

三诊：眩晕好转，右侧面颊痉挛好转，口苦剧烈，晨起为甚。中药守上方7剂，西药加谷维素片。

四诊：右侧面颊抽搐较前好转，眩晕基本消失，纳寐可，大小便正常，舌红苔黄。上方加生牡蛎30 g、桃仁10 g，服用7剂后回访，患者面部肌肉不自主抽搐消失。

【按语】　痉证病在筋脉，属肝所主，筋脉有约束联系和保护骨节肌肉的作用，其依赖肝血的濡养而保持刚柔相兼之性。痉证的病理性质有虚实两方面，虚为脏腑虚损，阴阳、气血、津液不足；实则因邪气盛，外感风、寒、湿、热邪，壅阻经络、气血不畅致痉。

风邪善行数变，无处不入，可使肌肉痉挛疼痛；风善攻上，风性主动，患者抽搐与天气变化有关，故为外感风邪侵袭头面经络；经气阻滞不通，轻则局部脉络麻痹、失调而见肌肤麻木不仁，重则筋脉挛急、肢体抽搐。该患者同时伴有眩晕，为风邪扰乱清窍，故用荆芥、防风、白芷、柴胡、黄芩以疏散风邪，透邪外出，解肌止痉；蜈蚣、全蝎、僵蚕以息风止痉，平肝潜阳；白芍、生地黄、葛根、甘草以解肌养阴，和营缓急；黄芪以扶其正气。全方在表疏散风邪，在里息风止痉，从而使风邪无处遁形，随访2年余未见复发。

6. 大柴胡汤治疗下焦湿热显效

◎**案例**　患者郑某，女，66岁。初诊时间：2016年11月6日。

症见发热1周，尿频、尿急、尿痛已有2周，伴畏寒、口苦、纳差，腹胀满痛不大便，3 天未解，舌红苔白，脉细数。患者曾在他处用中西医联合治疗，曾用头孢菌素类抗生素、地红霉素等治疗无效，特来我处诊治。

检查结果：体温 37.8℃；尿常规检查（2016 年 11 月 2 日）提示白细胞 3+ cells/u，白细胞计数 537/μL ；尿细菌培养（2016 年 11 月 5 日）见大肠埃希菌、G^- 杆菌，对呋喃妥因高度敏感。

西医诊断：尿路感染。

中医诊断：下焦湿热。

处方：柴胡 12 g，黄芩 15 g，枳实 10 g，大黄 9 g（另包），法半夏 10 g，白芍 12 g，白花蛇舌草 30 g，金银花 15 g，连翘 10 g，荆芥 10 g，生地黄 12 g，茯苓 12 g，泽泻 12 g，丹皮 9 g，甘草 5 g，2 剂。

西药：呋喃妥因，每次 2 片，每日 3 次，共服 1 周。

二诊（2016 年 11 月 8 日）：上方服 1 剂后，当晚下半夜汗出，热退至 37.2℃；大便通，日行 2 次，便软；腹胀、腹痛基本消失，尿频、尿急、尿痛明显改善；舌红苔白，脉细数。

辅助检查：血常规检查（2016 年 11 月 6 日）提示中性粒细胞百分比 79.9%；泌尿系彩超检查提示右肾肾盂轻微分离积液，考虑为膀胱充盈所致。

处方：续服前方，加车前草 30 g，服 4 剂。

三诊（2016 年 11 月 12 日）：便通，热退至正常，尿频、尿急、尿痛消失，仍有胃脘不适，纳差，舌红苔白，脉细，尿常规检查结果正常。

调整处方：党参 15 g，白术 12 g，茯苓 12 g，法半夏 12 g，广木香 10 g，砂仁 5 g，莱菔子 30 g，神曲 10 g，山楂 8 g，白花蛇舌草 30 g，大黄 7 g（另包），车前草 30 g，枳壳 10 g，甘草 5 g，4 剂。该方意在益气健脾、清利湿热，巩固疗效，患者服 4 剂后诸症消失，尿常规检查结果正常。

【按语】 该患者既有表证又有里证，为表里同病，应表里同治，选用大柴胡汤加减。畏寒，发热，舌红苔白，脉细数为表证，选用金银花、连翘、荆芥、柴胡、黄芩等以解表退热；尿频、尿急、尿痛，尿常规检查提示尿液有大量白细胞，为湿热蕴结于下焦，选用白花蛇舌草、车前草、生地黄、泽泻、丹皮、茯苓等利湿通淋，清利下焦湿热；腹胀满痛，不大便为腑气不通，不通则痛，是阳明腑实热结之症，选用大黄、枳实、黄芩、柴胡、法半夏等通腑泄浊，大便一通，秽浊之物排出体外，则腹痛自消。共服用中药 10 剂，诸症消失，食欲正常。中西医结合治疗 1 周即愈，且西药只花费 3 元，效果显著，省钱又疗效好，患者甚是欢喜。

对于本病例，我的治疗思路为表邪由表入里，由表而解，一汗了之，热邪自退；秉承“药不在贵，有效则灵”，“病不在难，清楚则易”的理念，选用大柴胡汤加减，通腑泄浊，腹痛自消；用利湿通淋之法治疗湿热蕴结下焦，则诸症自消；加用西药呋喃旦啶针对病原体，相辅相成，疗效显著，1 周痊愈。日后治疗下焦湿热，要抓住“通”“利”二字，通大便、利小便，二便通，病邪自有出路，则邪去正自安。

7. 中医治疗眼痛收奇效

◎**案例** 患者饶某某，女，52 岁，教师。初诊时间：2015

年4月1日。

患者诉双眼胀痛5年余，加重1年。既往体健，5年前无明显诱因开始夜间偶有眼痛，近1年来双眼疼痛加剧，发作频繁，凌晨痛甚。患者在此期间四处寻医，不论中医西医治疗效果均欠佳，疼痛依旧，故来我处就诊。诉双眼胀痛伴头晕、心慌，寐可，纳差，大便2～3日1解，末次月经时间为2015年3月31日，量多，无腹痛；余无明显不适，舌红苔白，脉细。实验室常规检查（血常规、肝肾功能等）均未见明显异常。

诊断：眼痛（原因待查）。

中医辨证：肝肾亏虚。治法：滋肾养肝、益气养血、明目止痛。

处方：枸杞子15 g，菊花8 g，生地黄12 g，茯苓10 g，泽泻10 g，丹皮8 g，山茱萸9 g，黄芪30 g，当归10 g，丹参12 g，蔓荆子9 g，葛根30 g，淮山药15 g，甘草5 g；共7剂，水煎服，日1剂。

患者服药7剂后双眼已无胀痛，诸症消失。本例患者眼痛5年之久，连绵不愈，久病必耗伤精血，正气损伤，故辨为虚证。肝开窍于目，肝主藏血，肾主藏精，精血同源，肝肾阴虚，精血不足，双目失养而疼痛。故用杞菊地黄汤合当归补血汤滋补肝肾，益气养血，荣目止痛。另久病血虚血瘀，加丹参凉血活血，合葛根扩张血管，改善微循环；淮山药、甘草补脾气益胃阴，助气血生化之源；蔓荆子清利头目，增强止痛效果。

【按语】 《素问·通评虚实论》提到“精气夺则虚”，病久易耗伤气血津液，正气损伤，久病必虚；《素问·举痛论》有言“血虚则痛”，不荣则痛。据此，本例主要益精养血、荣养双目，药证相符，效如桴鼓。

8. 成年人感染蛲虫治疗 1 例报道

◎**案例**　患者刘某，女，31 岁，腹痛月余。初诊时间：2016 年 2 月 20 日。

患者自诉腹痛 1 月余，大便中带有白色细小如丝线样物，长度约 2 cm。由于患者双手指甲过长，我调侃道其虽已是成年人，仍不讲究卫生，故考虑蛲虫感染。

诊断：蛲虫感染。

治法：温肠安蛲，行气止痛，通腑杀虫。

处方：乌梅 8 g，黄芩 12 g，黄连 7 g，黄柏 6 g，使君子 9 g，槟榔 10 g，大黄 7 g（另包），厚朴 9 g，枳实 9 g，桂枝 8 g，干姜 5 g，藿香 9 g，甘草 5 g；1 剂，水煎服，每日 1 剂。

西药：阿苯达唑（肠虫清）2 片，于晚上 9 点左右一次性服用，每日 1 次即可。

患者服 1 剂后复诊，大便里已看不到虫体，腹痛消失，痊愈。

【按语】　蛲虫感染好发于儿童，成年人少见。该患者 31 岁，故临床上易误诊为其他胃肠道疾病。此时需要四诊合参，其大便中肉眼可见虫体，故可诊断为蛲虫感染。全方寒热并用，方中乌梅味酸可安蛲，为君药。黄芩、黄连、黄柏味苦性寒，苦能下蛲，寒可清热；使君子、槟榔杀虫消积，健运脾胃；大黄苦寒，泻下攻蛲，共为臣药。桂枝、干姜温脏祛寒，兼可伏蛲；藿香、厚朴行气和胃；枳实行气宽胸止痛，可用于蛲虫引起的腹痛，共为佐药；甘草调和诸药，为使药。古人云：“蛔得酸则静，得辛则伏，得苦则下”，蛔虫与蛲虫等寄生虫属性相似，故治法也相似，这也体现了中医“异病同治”的观点。阿苯达唑的药理作用在于抑制虫体对葡萄糖的吸收，致使虫体因能量耗竭而逐渐死亡。

鉴于患者情况，我嘱其家人于就诊当晚9点左右观察患者肛门处有无蛲虫活动。另务必讲究卫生：勤洗、晒衣被；勤剪指甲、勤洗手；勿直接用手拿食物，避免交叉感染等。

9. 特殊病例三则①

◎**案例1** 肝风内动罕见症（节选）。

20世纪70年代初，患者魏某，女，40余岁，症见颜面部表情肌不停地痉挛收缩抖动，双眼皮下垂，眼睛睁不开，视物困难，看人时要用双手上下掰动双眼皮才能看见，生活不能自理。患病3个月后请我诊治，脉细弦，舌红苔白，诊断为肝风内动罕见症，诸风掉眩皆属于肝，治拟平肝息风，益气养血，活血通络。

处方：黄芪30 g，当归10 g，川芎9 g，白芍15 g，生地黄12 g，鹿胶9 g，阿胶9 g，党参15 g，枸杞子12 g，桃仁9 g，红花7 g，丹参12 g，天麻10 g，地龙12 g，钩藤9 g，甘草5 g。

遇有变化，稍作变动。连服4个月，同时配合针灸，取穴：合谷、太阳、印堂、四白、攒竹，分成两组，交替使用，每10

① 本文3个病例均发表在《吉安医药资料选编》中，摘录时内容有删改，笔者从医50余年，尚未接诊重复病例。

天为1个疗程，疗程间休息3天。

经上述治疗后诸症明显消失，视物正常，眼睛能睁开，面部肌肉已不痉挛抖动，生活能自理，继续巩固治疗。患者86岁时还特意来看望我。

◎**案例2** 治疗同房3年不射精症1例报道。

20世纪70年代，患者唐某，男，20余岁，经人介绍来我处求治，自诉结婚3年每次同房都不射精，时间也较长，约20～30分钟，脉弦，舌红苔白。夫妻双方一直未能生育，很是苦闷。我考虑患者阳强不倒的原因是相火旺盛，精道瘀阻，所以不射精。拟清热泻火，活血去瘀，疏通精道。

自拟药方：知母10 g，川柏9 g，大黄9 g，枳实9 g，王不留行10 g，莱菔子30 g，肉桂4 g，桃仁9 g，红花7 g，淮牛膝10 g，川芎12 g，甘草5 g；连服7剂，患者服完7剂后即见效，同房就射精，续服7剂以巩固疗效。

患者对疗效十分满意，还请我喝喜酒，其夫人先后生了两个女孩，现已抱外孙。

◎**案例3** 活血化瘀，温经通络法治疗雷诺病1例报道。

患者王某，男，50余岁。1976年夏初诊，自诉参加过抗美援朝，朝鲜冬天冰天雪地，天一冷病情就发作，双手冰冷剧痛，颜色苍白或青紫，得温则舒。患者就诊时脉象可触及，脉细，考虑为风寒之邪所致，治当温经散寒，补气养血，活血通络，拟药方：黄芪30 g，党参15 g，白术10 g，桃仁10 g，红花7 g，当归12 g，川芎9 g，熟地黄10 g，白芍10 g，桂枝9 g，制附片7 g，延胡索9 g，郁金9 g，枳壳9 g，甘草5 g。配合针灸治疗，取穴：内关、外关、合谷、中渚、曲池等穴，每次取 2 ~ 3 个穴位交替针灸，10 天为 1 个疗程，中间休息 3 天。治疗 1 个月后症改善，治疗 4 个月后诸症消失，冬天可下冷水，无任何不适，后至 80 余岁病情也没有反复。

10. 叁元钱治愈疟疾

◎**案例** 患者王某，女，18 岁，下放知青，于 1976 年夏日某天，恶寒发热，汗出热退已 1 周，曾经中西医治疗无效，来我处治疗。仔细询问病史得知：患者一开始恶寒，寒战，盖一床棉被还冷得发抖，继而高热，随之汗出热退，不药而愈，每隔 48 小时又重复发作。我当即考虑为间日疟，在患者高热时，立即涂片检查，发现大量疟原虫，确诊为间日疟，进行抗疟治疗，使用磷酸氯喹啉、伯氨喹啉等进行根治，再也没有复发，前后只花了不到 3 元。患者现已 60 余岁，儿孙满堂。注：治病，首先病史要询问清楚，诊断就容易，治疗效果就好。

11. “银翘蓝柴芩羌汤”治疗风热感冒小结

自拟“银翘蓝柴芩羌汤”治疗风热感冒疗效确切，其证主要以发热为主，兼有畏寒、鼻塞流涕、头身痛、咳嗽、舌红脉数等。所治 84 例中，发热 38 ℃以下 5 人，38 ~ 39 ℃ 43 人，39 ~ 40 ℃ 31 人，40 ℃以上 5 人，其中 59 人服过其他中西药体温不退而用此方获效。多数患者服此方后 1 ~ 2 剂汗出热退（61 人、18 人、1 人、2 人、2 人服药后分别 1 天、2 天、3 天、4 天、5 天退热），诸症悉然。方由金银花 12 ~ 15 g、连翘 6 ~ 10 g、柴胡 7 ~ 12 g、黄芩 7 ~ 12 g、羌活 4 ~ 9 g、板蓝根 12 ~ 15 g 组成。咳嗽者加杏仁 5 ~ 9 g、桔梗 5 ~ 7 g、川贝

5 ~ 8 g。治疗该病时，对于口干欲饮、心烦者由上方合白虎汤，咽喉肿痛明显者加牛蒡子 6 ~ 12 g、元参 8 ~ 15 g，恶心呕吐者加法半夏 5 ~ 9 g，大便秘结者加大黄 4 ~ 9 g。方中金银花、连翘疏散风热，清热解毒；柴胡透表泄热，对外感发热有较好退热作用，黄芩清泄肺热，板蓝根清热利咽，羌活祛风止痛。综观全方，具疏风散热、清热解毒之效，故对风热感冒甚为合拍。

12. 中西医结合治疗 1 例发热抽搐疼痛报道

◎**案例** 患者杨某，男，58 岁，退休职员。初诊时间：2015 年 4 月 15 日。

主诉：双下肢抽搐疼痛 1 天伴行走困难。患者自 2015 年 4 月 14 日午时起，自觉全身不适，且无食欲，于当晚 7 时起怕冷，而后抽搐，抽搐部位为双下肢大腿及小腿后部肌肉群，抽搐呈阵发性，每次抽搐持续数秒，间隔数秒，抽搐时疼痛难忍致汗出，患者自述几乎一整日未进食物且当晚彻夜未眠，苦不堪言，遂于今日上午 9 时来我院门诊治疗。患者大便 2 日未解，小便色黄，查其脉象明显弦数，舌质偏红，舌中有裂纹，苔薄白。

门诊检查摘要：体温 38.9℃，脉搏 107 次 / 分；血常规检查提示，白细胞计数 11.2×10^9/L，中性粒细胞百分比 94.9%，中性粒细胞数计数 10.6×10^9/L；氯 94.0 mmol/L，钙 2.13 mmol/L，钾 3.92 mmol/L，磷 1.37 mmol/L，钠 135.9 mmol/L。

诊断：感冒（风热型）。

中医治疗：疏风解表，清热解毒，敛阴柔肝，缓急止痛。

处方：柴胡 15 g，黄芩 15 g，金银花 15 g，连翘 10 g，板蓝根 15 g，生石膏 30 g，知母 10 g，延胡索 10 g，郁金 9 g，怀牛膝

10 g，荆芥 10 g，羌活 9 g，白芍 15 g，甘草 5 g，3 剂，日服 1.5 剂，水煎服。

西医治疗：抗感染、支持疗法。5% 的葡萄糖氯化钠注射液 250 mL+ 头孢噻肟钠 3.0 g（皮试），静脉注射，每日 2 次；0.9% 的氯化钠注射液 100 mL+ 维生素 B_6 针 0.1 g+ 维生素 C 针 1.0 g，静脉注射，每日 1 次；维生素 B_1 片，2 片，每日 3 次；甲钴胺片，1 片，每日 2 次；氨基葡萄糖胶囊，2 片，每日 3 次。2015 年 4 月 16 日再诊：患者自诉昨日服完 1.5 剂中药及西药后，于昨晚半夜热退，抽搐停止，能入睡，今日见其丢掉拐杖，行走自如，患者喜笑颜开，查其脉象也不数，大便通，食欲可，舌红苔薄白。查其血常规：白细胞计数 5.5×10^9/L，中性粒细胞百分比 62.0%，中性粒细胞数计数 3.4×10^9/L。

【按语】 本例患者起病急，病程短，我采用中西医结合治疗方法收效甚快。《素问・阴阳应象大论》中说“风甚则动”，“动”指风有使物体及人体动摇的特点，外感风热之邪亢盛时，可使肌肉痉挛而致抽搐。患者体温 38.9℃，热邪盛，易伤津耗气，加之患者汗出且几乎整日未进食及彻夜未眠，更使津液耗损，伤及肝阴，而肝主筋，津液耗损、肝阴不足则不能濡养筋脉，故而致患者双下肢肌肉痉挛。治法以疏风退热解表为先，使其热退不致进一步耗伤津液加重病情。辅以敛阴柔肝，缓急止痛，使其阴液得到固护，并减轻患者疼痛。故重用柴胡、黄芩、生石膏以退热为先，用金银花、连翘、板蓝根可疏散风热、清热解毒。然在一派寒凉药中加入荆芥、羌活辛温解表药既可兼治其辛温之性又可发挥其解表之功效，也可解除辛凉解表药苦寒之弊。用怀牛膝、延胡索、郁金活血行气止痛，重用白芍、甘草敛阴柔肝、缓急止痛。西药用头孢噻肟钠以抗感染治疗，辅以维生素 B_6、维生素 C 等支持疗法。该患者在不到 24 小时内能取得如此疗效，实为中西医相互配合之功。

13. 中西医结合抢救中毒性菌痢 1 例

◎**案例**　患者魏某，女性，53 岁，营业员。因发热腹泻伴呕吐 16 小时，于 1997 年 7 月 8 日急诊入院。

1997 年 7 月 7 日，患者在家劳累了 1 天后又吃了不洁食物，至下午 5 时许出现头痛，畏寒，发热，神疲乏力，食欲不振；解稀便 3 次，量不多，呕吐黄色液体 2 次。1997 年 7 月 8 日晨 6 时许出现腹痛，腹泻水样大便，每小时 5 ~ 6 次，伴里急后重，头痛，发热，恶心呕吐，烦躁不安，呼吸急促，面色无华，时而惊厥，嗜睡，进而昏迷，送急诊科抢救。

体格检查：体温 42℃，呼吸 28 次 / 分，脉搏 120 次 / 分，血压 76/60 mmHg；神志不清，面色苍白，大汗淋漓，四肢厥冷，瞳孔等大等圆，对光反射存在，口唇紫绀，两肺呼吸音粗，未闻及干湿啰音；心界不大，心率 120 次 / 分，心音低钝，律齐，心尖区可闻及Ⅱ级收缩性杂音；腹部膨胀，肠鸣音亢进。血常规检查提示：白细胞计数 25.4×10^9/L（N 0.90，L 0.10），红细胞计数 3.56×10^{12}/L，血红蛋白 107 g/L，血小板计数 38×10^9/L。大便常规检查提示：黄稀便，黏度 +，无肉眼可见血便；镜下脓球 4+，白细胞 +，红细胞 0 ~ 1/HP，上皮细胞 2+。肾功能正常，钾、钠、氯、钙均在正常范围。

西医诊断：中毒性菌痢并休克。当即采取输氧、补充血容量、纠正酸中毒、升高血压、调节微循环、抗惊厥、抗痢疾等治疗，并用冰块冷敷和复方冬眠灵降温。

1997 年 7 月 8 日上午 11 时，症见：高热，神昏，烦躁，四肢抽搐，大汗淋漓，肢端厥冷，口唇、指甲青紫，舌质红、苔黄厚，脉微细数。证属疫毒痢，疫毒之邪，伤人最速，熏灼肠道，耗伤气血，故腹痛、腹胀、腹泻、里急后重，壮热，烦躁，神昏抽搐，舌质红，苔黄厚，均为热毒深入心营，蒙闭清窍的闭证。而大汗淋漓，肢端厥冷，脉微细是气阴两脱、内闭外脱之险症。急拟强心生脉、清肠解毒、通腑泄热、醒神开窍、息风止痉之法，固脱与开闭并进。

处方：黄连 9 g，黄芩 12 g，大黄 12 g（后下），柴胡 12 g，法半夏 10 g，赤芍 15 g，厚朴 10 g，黄柏 12 g，枳实 10 g，莱菔子 20 g，秦皮 15 g，白头翁 30 g。每 4 小时服药 1 次，每日服 2 剂。因患者昏迷，服药困难，故同时采用鼻饲及中药保留灌肠。灌肠处方：大黄 20 g，黄连 10 g，黄柏 12 g，莱菔子 20 g，枳实 12 g。另用西洋参 6 g、麦冬 30 g，煎水送服安宫牛黄丸半粒。

中药内服及灌肠 1 小时许患者解出污秽稀便一大堆，腹胀顿减。经抢救患者于 1997 年 7 月 8 日下午 4 时神志渐苏，肢端转暖，唇甲青紫减退，热势渐退，血压回升至 100/60 mmHg。1997 年 7 月 8 日晚 8 时，患者神清，肢温，24 小时内共用大黄 40 余克。

次日复诊：热退症和，尚有腹胀，腹泻日 4 ~ 5 次，舌红苔黄，脉细数。余邪未清，继服白头翁汤合三黄泻心汤加减：白头翁 30 g，秦皮 10 g，黄连 9 g，川柏 12 g，莱菔子 15 g，厚朴 10 g，枳实 10 g，大黄 12 g，黄芩 12 g。继服 3 剂，诸症悉除。

【按语】 痢疾起病，大多因饮食不慎，复感暑湿之邪，则积食、气血郁阻而成，故有“无积不成痢”之说。其中疫毒痢来势凶猛，因热由毒生，症因毒变，故急用通下导滞，这就是“通因通用”之法。即使出现阳气外脱，亦应及早使用大黄通泄里热，减少胃肠积滞，改善血液循环，减低毛细血管通透性，促使新陈代谢，使细菌与毒素排出体外，防治肠源性内毒素休克，并防治肺部受损伤。治疗疫毒痢自始至终可使用大黄，并无流弊，反增疗效，本文重用大黄抢救而使病例脱险。

对于休克气阳两脱患者，同时使用生脉汤益气固脱，对益气固脱、稳定回升血压、促进病情好转、改善全身机能状态等方面均有较好疗效。

中西医结合治疗中毒性菌痢，可以提高疗效，促使病情向好的方向转化，对高热、神昏、腹胀的患者通过保留灌肠，的确是一条好的途径，泻下作用快，可明显提高疗效，但因治疗病例较少，尚需进一步验证总结。

14. 治疗精血经验

◎**案例** 患者徐某某，男，65 岁。初诊时间：2017 年 5 月 5 日。

本例患者有慢性支气管炎病史，青霉素过敏史，射精时带血块 12 年余，自诉 12 年前无明显诱因出现射精时带暗红色血块，于南昌市某医院就诊，完善相关检查后诊断为“精囊炎”，给予抗感染等相关治疗后血精仍未见明显改善，此后多次于南昌各医院问诊求医，效果均不甚显著。刻症见，阴茎勃起时尿血块，不痛不胀，唇暗，咳嗽有痰，不易咳出，胸闷，纳寐可，二便调；

舌红苔黄厚，脉缓。

西医诊断：精囊炎。

中医诊断：精血。

辨证：热入精室，损伤血络，迫血妄行，血随精出。治法：清热凉血，化瘀止血。

处方：白花蛇舌草 30 g，野菊花 15 g，生地黄 12 g，茯苓 12 g，泽泻 12 g，丹皮 9 g，王不留行 9 g，枳实 9 g，金银花 15 g，连翘 10 g，青皮 10 g，橘核 15 g，甘草 5 g；10 剂，水煎服，每日 1 剂，分早晚两次温服。

患者服药 10 剂后，射精时血块明显减少，诸症好转，心中大喜，遂自行于外依上方再捡药 5 剂巩固疗效，服毕 15 剂，精血完全消除，诸症解。2017 年 9 月 6 日因“支气管炎”于余处就诊时诉，精血自服药 15 剂后至今未有复发，并连声感叹中医药之神奇，解除了困扰其 12 年之久的顽疾。

【按语】 精血，临床以精液呈粉红色、红色、棕红色或带有血丝为主要表现，西医的精囊炎多属此类。究其病因，多由阴虚火旺，灼伤血络；或内热炽盛，迫血妄行；或瘀血阻滞，血不循经；或湿热下注，损伤血络；或脾肾亏虚，固摄封藏失职，血离经脉所致。

本病患者初起多因热入精室，损伤血络，迫血妄行，血随精出所致；患病日久，脾肾亏虚，气不摄血，血溢精室，则见血精反复发作，日久不愈；久病不愈，败精瘀血阻滞，则见精液中伴随暗红色血块、唇色紫暗等瘀象。本病虽病位在精室，但主要以精中带血为主症，可归属于血证的范畴。《景岳全书·血证》说

“凡治血证，须知其要，而血动之由，惟火惟气耳”，概而言之，对血证的治疗可归纳为治火、治气、治血三个原则。本方以六味地黄丸加减为主方，方中白花蛇舌草、野菊花、金银花、连翘清热解毒、透热转气，直折邪火；生地黄甘寒质润，既能凉血止血，又能恢复已失之阴血；泽泻利湿泄浊，丹皮清泄相火，茯苓淡渗脾湿，三药共用，渗湿浊，清虚热，助生地黄恢复肾脏的封藏功能；王不留行，走而不守，擅长活血，枳实为血中之气药，行气力强，二者合用，则气血并调、气顺血安；盖肝藏血，肝属木喜条达，木气冲和条达，不致遏郁，则血脉得畅，故方中加入行肝经之青皮、橘核以疏肝理气。全方紧扣“治火、治气、治血”三大原则，标本兼顾，止血不留瘀、活血不伤正，使源清本正，气顺血安。

15. 从脾入手治疗寒热往来经验

◎**案例**　患者周某某，男性，79岁，既往有糖尿病、高血压病史。2018年4月3日因寒热往来、神疲乏力5天于余处就诊，时测体温36.7℃。患者前1日晚8时许因双足发软跌倒在地，今晨由家属扶入诊室。刻诊：寒热往来，神疲力倦，坐立难安，口中哼哼有声，烦躁不宁，纳差，不思饮食，尿短赤，脉细，舌红，苔白黄厚腻。辨证为新感引动旧疾，邪入半表半里。治拟扶正祛邪，和解少阳。药用：西洋参4 g，麦冬12 g，柴胡10 g，黄芩15 g，法半夏10 g，党参12 g，茯苓12 g，藿香10 g，厚朴10 g，薏苡仁30 g，白豆蔻9 g，板蓝根12 g，防风10 g，车前子15 g，生姜2片，3剂。另予口服补液盐3包，用法：1包配500 mL温开水口服。

2018年4月9日二诊：服用中药后第二天寒热往来已消除，饮食稍增，大便4～5天未解，舌苔变薄，神疲乏力减轻，尿短赤好转。继予健脾和胃，润肠通便，使邪有出入，调整上方为：西洋参4 g，麦冬12 g，黄芩15 g，党参12 g，茯苓12 g，白术12 g，藿香10 g，白豆蔻9 g，厚朴10 g，莱菔子20 g，薏苡仁30 g，防风10 g，火麻仁15 g（另包），甘草5 g，广木香7 g。再进4剂。

2018年4月13日三诊：纳增，便通，精神好，能自行站立步行，舌苔变薄白，质红，自汗。仍拟健脾益胃法调理善后，药用：西洋参4 g（另包），麦冬10 g，五味子8 g，黄芪30 g，防风10 g，白术12 g，党参15 g，茯苓10 g，淮山药15 g，广木香7 g，豆蔻9 g，南山楂8 g，藿香10 g，莱菔子20 g，甘草5 g。服毕7剂，诸症解。

【按语】　本例患者为老年男性，素有糖尿病、高血压疾患，中气不足，脾胃虚薄，常常处于“危若风烛，百病易攻”的状态，稍失调摄，极易感受四时邪气而发病。今感受时令邪气，邪入少阳，枢机不利，正邪交争，故呈现寒去热来，寒热交替之症；少阳郁结化热，郁热不得外达，则必上攻、下迫、内窜，出现心烦、口渴、不思饮食、尿短赤等诸多变证；患者中脏虚弱，不能鼓邪外出，则病情缠绵，迁延难愈。我认为，此病患者虽病证复杂多样，虚实夹杂，然顾虑患者久病体虚，舌苔白黄厚腻，纳差，脉细，仍宜从脾入手，独取中焦，扶正与祛邪并进。切不可望之舌苔黄厚腻，尿短赤等热症便一味清利湿热而加重正虚。应以益气健脾，甘温除热为治疗总纲，选用小柴胡汤和解少阳，生脉饮（西洋参、麦冬）益气养阴复脉，党参、白术、茯苓、淮山药益气健脾、藿香芳香醒脾、三仁清利湿热，畅中焦脾气，共助脾胃健运功能的恢复。待患者胃纳得增，正气得复之时，再稍加行气导滞、润肠通便之火麻仁消除胃肠积滞，使祛邪而不伤正，扶正而不碍邪。根据我的临床经验，治疗老年病、慢性病时，尤其是疾病后期可能出现或已经出现心脏相关并发症者，加入生脉饮益气养阴、固护心气常能收获较好的疗效。现代研究也认为，生脉饮能够改善心肌缺血、降低心肌耗氧量，在心血管疾病中应用广泛。

此外，我在治疗过程中，全程不忘益气养阴、运脾助纳以扶助正气，盖因老年患者或久病致脾胃虚弱者，往往服药不耐大寒大热，亦难胜任猛攻峻下，皆应以固护胃气为根本，使脾旺而不受邪。

16. 中医药显奇效，死神望而却步

◎**案例** 患者曾某某，女，77 岁，因反复解血便 5 天，于 2018 年 8 月 14 日收住入我院消化内科。就诊前 5 天无明显诱因出现解血便，为暗红色糊状便，每日数十次，每次量约 150 ~ 200 mL，伴全腹部隐痛不适，痛时欲排便，便后疼痛稍缓解，伴头昏，腹胀，全身乏力，纳差，留置导尿状态，小便量少，曾于当地县人民医院治疗，无效，遂入我院。

患者既往有冠状动脉粥样硬化性心脏病（冠心病）病史 20 余年，长期服用单硝酸异山梨酯片，每次 1 片，每日 1 次；心房颤动病史 10 余年，就诊时正服用达比加群酯片，每次 2 片，每日 2 次；2 型糖尿病、慢性阻塞性肺疾病、慢性肾功能不全病史

10余年，高血压病史3余年；2018年7月13日诊断为左股骨转子间骨折；2002年因“胆总管囊肿”行手术治疗，具体不详，既往因“双眼白内障”曾行手术治疗，具体不详；无药物、食物过敏史。

查体：体温37.0℃，脉搏64次/分，呼吸20次/分，血压120/54 mmHg；重度贫血面容，平车推入病房，被动体位、长期卧床，全身皮肤黏膜苍白，双肺呼吸音粗，未闻及干湿啰音；心率64次/分，心律绝对不齐，第一心音强弱不等，各瓣膜听诊区未闻及病理性杂音；肝、脾不大，双下肢水肿。

入院检查：血常规检查（2018年8月14日）提示，红细胞计数2.03×10^{12}/L，血红蛋白60 g/L，血小板计数99×10^{9}/L；血常规检查（2018年8月16日）提示，红细胞计数1.42×10^{12}/L，血红蛋白42次/分，血小板计数102×10^{9}/L；肾功能检查提示，尿素18.72 mmol/L，肌酐154 μmol/L；电解质检查提示，氯118.2 mmol/L，钙1.74 mmol/L；葡萄糖7.64 mmol/L；凝血功能检查提示，凝血酶原时间57.4 s，纤维蛋白原1.7 g/L，D-二聚体0.91 mg/L，抗凝血酶Ⅲ 60%。肝功能、心肌酶谱、胰腺炎二项、消化道肿瘤标志物均无异常。心电图：心房纤颤。腹部CT检查提示：降乙交界肠壁局部增厚可考虑，建议增强检查除外占位；不全性肠梗阻可考虑；部分肝内胆管扩张积气；左股骨颈陈旧性损伤可能；两肺炎性改变；双侧胸腔积液；心影增大，冠脉钙化。因出血量较大，肠镜下视野欠清晰，未见明确出血灶。

初步诊断：①下消化道出血，疑为消化道恶性肿瘤、小肠出血，待排查；②冠状动脉粥样硬化性心脏病，心房颤动，心功能

Ⅱ级；③2型糖尿病；④高血压病；⑤慢性肾衰竭，慢性阻塞性肺疾病；⑥失血性贫血；⑦左侧股骨转子间骨折。

入院后告病危，给予头孢替安/哌拉西林他唑巴坦抗感染，质子泵抑制剂（PPI）抑制胃酸分泌，蛇毒血凝酶、奥曲肽、酚磺乙胺、维生素K、凝血酶冻干粉止血，纠正酸碱平衡紊乱、营养支持，并先后输注去白细胞悬浮红细胞25U（5000 mL）、冰冻血浆2300 mL、冷沉淀24U等维持生命体征，但治疗过程中仍反复便血，每日便血10余次。

患者家属考虑其目前治疗效果差，反复出血，预后不佳，病情随时可能加重或逐渐衰竭死亡，故准备放弃治疗，返回家乡，但患者本人坚决不同意，说："我还没试过中药，怎么就放弃了，如果中药还是不行，我也不想治了，那时你们再送我回去不迟。"于是，2018年8月28日消化科医师请我为患者会诊。

刻症见：便血近20天，大便7～15次/日，暗红色血水便，伴腹痛，200～600 mL/d（入院时血红蛋白60 g/L，2天内输入3.5 U悬浮红细胞，血红蛋白仍降至42 g/L）。就医后给予奥曲肽、康复新液、蛇毒血凝酶、维生素K、凝血酶冻干粉止血、补液等内科保守治疗，输血液制品纠正贫血、补充血容量，但边输血边便血，仍有活动性出血，大便伴有腥臭味，纳差，寐一般，小便正常，舌质红，少苔，脉细弱；患者自起病以来，长期卧床，被动体位。结合患者上述情况，我为其拟方如下：西洋参6 g（另包），麦冬10 g，黄芪30 g，党参15 g，茯苓10 g，白术10 g，甘草5 g，仙鹤草12 g，当归9 g，黄芩12 g，黄连7 g，葛根30 g，藿香10 g，厚朴10 g，七叶一枝花9 g，槐花8 g；4剂。

患者用药后第一天无便血，心中大喜，后因饮食不注意第二天又解暗红色、黑褐色余血，主治医师建议转上级医院手术，但患者身体状况早已不能耐受手术，万般无奈家属只得放弃，并悄悄做好后事准备打算送患者返乡。患者得知家属决定更是万念俱灰，但是中药起初的效果让她看到了一线希望，她对子女们说：“医生开的4包中药我才服一剂，怎么能说无效，等我吃完这几包，若无效我便放弃。”患者女儿听闻此事，便急忙将情况告知我，并说：“我知晓母亲情况危重，西医保守治疗效果差，已是死马当作活马医，请医师放心大胆用药。”我斟酌再三，告知家属：“上方再加白芨10 g，并予水牛角粉5 g，每日2次，冲服，继服3天，应该奏效，若此法仍不能止血，恐是回天乏术。”万幸，患者服药后再无便血。

2018年9月3日二诊：大便出血已止3天，成形，大便2日未解，胸闷、神疲，舌红苔薄白，有剥脱，脉细弦、涩结代。中药同上，再进4剂，并嘱患者进食米汤以调补胃气。

2018年9月7日三诊：大便出血已止1周，大便可成形，诉夜间睡眠不安稳，余无不适，纳寐一般。舌红苔少，脉细涩结代。患者已可下地扶墙行走，进行适当锻炼。拟方：党参15 g，麦冬10 g，白术12 g，茯苓12 g，黄芪30 g，当归12 g，白芨10 g，七叶一枝花10 g，藿香10 g，厚朴10 g，黄芩12 g，黄连6 g，共2剂；另加水牛角粉4 g，每日2次。

上方2剂服毕，复查大便，潜血试验呈阴性，遂于2018年9月10日停用所有止血针，给予补液、营养支持治疗。此时调整中药，去水牛角粉，余守方前进7剂。

2018年9月17日四诊：自觉神疲，咽喉部痰响，大便成形，色黄，寐差，舌红苔薄白，脉数结代。拟方：西洋参3 g，党参15 g，麦冬10 g，白术12 g，茯苓10 g，黄芩15 g，黄连6 g，黄芪30 g，桔梗10 g，白芨10 g，七叶一枝花10 g，甘草5 g，法半夏9 g，枣仁10 g，藿香10 g，厚朴10 g，共7剂。服毕7剂，患者情况好转，不再出血，嘱其返回家中调理。

【按语】 本例患者反复便血，解暗红色血便、糊状便，且病势急迫，每日下血约10次，盖因湿热蕴积，内盛成毒，燔灼血络而致肠道出血。究其病因，乃湿热为患；推其病理：一方面为热逼血动而直接动血；另一方面热盛伤阴耗血，血液浓缩，血流缓慢而致瘀阻不通。此时切不可因气血大伤而一味急投补血止血之品，必兼利湿热以清本源，和血脉以安五脏，方可使脉静血止。正如叶天士在《湿热论》中提出的“入血就恐耗血动血，直须凉血散血”，可见清除血热、疏通瘀结是本病的关键。且病情迁延，因反复大量失血患者早已出现血脱气弱之证候，不耐一味攻伐，故治疗时宜扶正与祛邪并进，标本兼顾方能收获满意疗效。

本案在治疗过程中即遵循清肠解毒、凉血止血、益气健脾的治疗法则。该患者反复便血次数多，颜色暗，伴腹痛，伴里急后重，多因炎症侵袭肠道黏膜，造成局部缺血缺氧，肠壁变薄、血管通透性改变而致毛细血管弥漫性出血，可将其视为“湿热”作祟。但因湿热蕴结肠道，日久化毒，若单投一般清热利湿之品，恐是杯水车薪，必以苦寒、咸寒之品共折火势。方中苦寒之品黄芩、黄连一方面能清泻火中之热毒，另一方面可厚肠止利，待炎症一消退，即可增厚肠壁，减少再次出血；咸寒之品水牛角既能清热凉血，又能兼顾补血中之阴液，且水牛角粉擅治弥漫性出血，更为方中不可或缺之品。根据清代程钟龄云“有形之血不能速生，无形之气所当急固”的理论，大出血患者多存一份元气，就多一分生机，故我在治疗过程中总以固摄欲脱之气为要。方中加入益气生脉、健脾之生脉饮、四君子汤大补元气；并嘱患者多服米汤，正如清代名医王士雄言：“患虚症，以浓米汤代参汤，收奇迹”，临床米汤用于消化道疾病患者，确有疗效。方中还加入葛根助水牛角清热生津以复阴液；仙鹤草、白芨、槐花凉血止血，白芨之“独圣散”素为理血要剂，能蚀败疽死肌，有去腐生新之意。当归补血活血，使血止而不留瘀；藿香、厚朴疏理肠中气机升降以助纳运，更借藿香之芳香之气，醒脾开胃，使补而不滞；七叶一枝花清热解毒，又为云南白药粉的主要成分，对消化道出血确有疗效。全方配伍，共收清肠解毒、凉血止血、益气健脾之功。后期再以调补脾胃为主，以收全效。

17. 发热案例 1 例

◎**案例**　患者徐某，女性。就诊 6 天前开始出现畏寒发热，胸痛、身痛，经中西医治疗无效。于 2015 年 2 月 15 日来我处诊治。诊见发热、畏寒、无汗，伴烦躁、咳嗽、胸痛、身痛、口舌溃疡疼痛，无头痛，无出汗，双手散在瘀点，不思饮食，大便 3 日未解，痛苦异常，舌红、苔白黄厚腻，舌尖边有多处溃疡，脉浮数；体温 37.5℃，血常规检查大体正常，白细胞指标不高。四诊合参，该患者属温病范畴，卫气同病，表证未解，复传于里，治当解表清里。

处方：柴胡12 g，黄芩15 g，生石膏30 g，知母10 g，金银花15 g，连翘10 g，大黄7 g（另包），枳实9 g，板蓝根15 g，荆芥10 g，防风10 g，秦艽10 g，延胡索9 g，郁金9 g，桔梗9 g，藿香10 g，玄参10 g，淡竹叶12 g，法半夏9 g，泽泻12 g，甘草5 g，共3剂。

2016年2月18日二诊：服药1剂后，便通，汗出热退，口舌溃疡明显好转，全身疼痛明显减轻，已无畏寒发热，偶有咳嗽，无咳痰，神疲乏力，饥不欲食，舌边尖红，苔白，脉细弦。

处方：柴胡10 g，黄芩15 g，太子参15 g，玄参12 g，麦冬12 g，法半夏9 g，板蓝根15 g，藿香10 g，厚朴10 g，荆芥10 g，秦艽12 g，茯苓10 g，延胡索10 g，郁金10 g，神曲10 g，山楂8 g，甘草5 g，共4剂。

【按语】 患者发病时正值春节，天气较热，气候反常，又劳累过度，抵抗力下降，复感受风热之邪。因风为阳邪，耗气伤阴，善行数变，变化多端，故临床表现多种多样。风邪首先犯肺，外应于卫，故肺卫先病。风热袭表，卫阳郁闭，故出现畏寒发热；腠理郁闭，开合不利，故无汗出；肺气失宣，上逆为咳，风热上壅，故口舌溃疡疼痛；肺经邪热不解，复传于里，与肠中糟粕相结，传导失常，故大便秘结不通；热及营分，窜扰血络，故见上肢散在瘀点。舌红，苔白黄厚腻，脉浮数为热象。表证既不解，复传于胃肠，呈阳明热盛之证，治当清热解表，通腑泄热，急下存阴。

患者服药1剂后即收到便通汗出热退之功效，口舌溃疡好转。温病最易伤阴，汗出后伤阴加重，热退即减少寒凉之药，以免郁遏卫气，使邪热内陷。因此二诊去清热解表泻下之药，加养阴生津之品，以收全功。

二、外科

血府逐瘀汤治疗肋骨、锁骨骨折

◎**案例** 患者舒某，女。初诊时间：2015 年 6 月 10 日。

患者 2015 年 6 月 1 日骑电动车与小汽车相撞，致左侧胸部疼痛，头部出血，伴头痛头晕，遂即入本院心胸外科住院治疗。急予以头部清创缝合术消毒清创止血，肺部 CT 提示：左侧第 3、第 5 肋骨，左侧锁骨，左侧肩胛骨骨折。头颅、上腹部 CT 检查未见明显异常。西医诊断：骨折、头皮破裂、脑震荡。患者要求保守治疗，予以胶布固定绷带缠绕胸胁，用预防感染、止血、制酸、营养脑神经等药物治疗后，痛未止，故于 2015 年 6 月 10 日请中医科会诊。

诊查：患者痛苦面容，口中叹息，以手扶胸。步行迟缓，查左侧胸前区、腋下、肩胛部疼痛拒按，咳时痛剧，伴头痛、恶心欲呕、精神萎靡、嗜睡乏力，纳寐差，二便调，舌红苔白，脉细弦。

诊断：肋骨、锁骨骨折。

辨证：内伤出血，瘀阻胸中。治法：益气养血，活血化瘀，行气止痛，宽胸化痰。

处方：桃仁 9 g，红花 7 g，当归 10 g，川芎 9 g，白芍 10 g，桔梗 9 g，枳实 9 g，柴胡 9 g，黄芩 12 g，党参 12 g，延胡索 9 g，郁金 9 g，法半夏 7 g，瓜蒌皮 9 g，土鳖虫 9 g，甘草 5 g；

共7剂，1日1剂，水煎服。

2015年6月17日二诊：经中西医治疗后，患者疼痛明显减轻，面带悦色，不再以手抚胸，步伐渐趋正常。头痛消失，无恶心欲呕，食欲增强，寐差，疼痛发作及活动后易心慌心悸，舌红苔薄白，脉细。上方去桔梗、黄芩、半夏、土鳖虫，加制没药7 g、麦冬9 g、五味子7 g，共7剂。

2015年7月1日三诊：患者自述服完上述7剂药后，诸症减轻，守方前进，再服7剂后，睡眠得以改善，咳时已无疼痛，胸痛明显减轻，偶有心慌心悸，左手活动仍受限，上抬疼痛，双膝软弱，舌脉同前。上方去瓜蒌皮、党参、麦冬、五味子，改枳实为枳壳，加黄芪30 g、桔梗9 g、怀牛膝10 g、制乳香6 g。进服7剂后，患者基本痊愈，出院回家疗养。

【按语】 瘀血致病，部位固定，病灶繁多，易阻滞气机，瘀阻经络。此案属于胸胁遭受外力打击而形成内伤瘀血，阻于胸胁，致胸、背疼痛不移；瘀于头部，而见头痛；滞于胃络，恶心欲吐；影响全身气机，则精神萎靡，嗜睡乏力。抓住瘀血这一病因，治疗上首当侧重活血化瘀，行气止痛，故以血府逐瘀汤为主方出入。方中桃红四物汤具有明显活血止血，祛瘀止痛作用，柴胡、枳壳、桔梗能行气宽胸，配伍牛膝以引血下行，使升降有序，减轻胸腔阻力，加快气血运行，促进骨骼愈合。现代药理研究亦表明：血府逐瘀汤通过改善血液流变学性能和微循环，降低血液的黏滞凝聚，促进血肿的早期吸收，为新生骨痂的融合排除障碍，促进骨骼愈合；还可降低毛细血管的通透性，减少渗出量，减轻组织水肿，缓解疼痛。

治疗外伤所致的瘀血疼痛，重在一个“通”字，《证治要诀》云：“痛则不通，通则不痛。”据此，本案以通为法，采用血府逐瘀汤，治疗颇佳：既明显缓解疼痛，促进骨骼愈合，又能间接缩短康复时间，降低住院费用，优于单纯综合保守治疗，值得临床结合并大力推广使用。

◎**附** 我曾于1976年夏治疗1例因胸骨外伤致3根肋骨5处骨折的患者。患者文某某，女，19岁，于1976年夏不幸被货车撞伤，致左胸外伤，左胸3根肋骨共5处骨折，合并气、血胸，欲寻民间伤科医师治疗，前来征求我意见，我给其家属讲明道理并建议就在本院外科治疗——采用保守疗法，抽出血水约1000 mL。主要运用血府逐瘀汤加减，治疗1周后疼痛明显减轻，胸腔积液明显减少，治疗2个月痊愈出院，3个月后复查胸片竟连骨折痕迹也看不出来，收效甚佳，王清任前辈功不可没。患者当时正好赶上工农兵最后一批保送上大学，并最终于上海复旦大学学习，现居智利。由此可见，王清任的血府逐瘀汤治疗胸部外伤肋骨骨折疗效肯定，值得推广。

三、妇产科

1. 中西医结合助力试管婴儿成功案例

◎**案例** 患者刘某，女，34岁，已婚。初诊时间：2013年11月10日。

患者前两次人工受孕后皆因腹泻导致受孕失败，此次因“人工受孕1月余，腹泻2日”就诊。每日解水样便6～7次，伴腹痛，泻后痛止，纳差，呃逆，胸闷，小便正常，舌淡，脉细。

中医辨证：脾胃气虚，固涩无权。

治法：健脾益气，渗湿止泻，固冲安胎，拟香砂六君子合寿胎丸加减。

处方：党参 12 g，白术 10 g，茯苓 10 g，半夏 8 g，广木香 6 g，砂仁 5 g，艾叶 10 g（另包），黄连 7 g，山楂 7 g，藿香 9 g，枸杞子 12 g，川杜仲 9 g，防风 9 g，甘草 5 g，桑寄生 9 g，黄芩 9 g，服 2 剂。

二诊：自诉服药后，腹泻停止，精神好转，但腹胀、纳差，睡眠可，二便正常，舌淡红、苔白，脉细。

处方：守方续服，加黄芪 15 g，神曲 9 g，服 8 剂。

三诊：上述症状好转，但出现恶心，肠鸣，纳差，耳鸣，余无明显不适，舌淡红，脉细。

处方：党参 12 g，白术 10 g，茯苓 10 g，广木香 7 g，砂仁 5 g，藿香 10 g，半夏 7 g，陈皮 5 g，防风 9 g，黄芩 9 g，艾叶 9 g（另包），黄芪 20 g，山楂 6 g，服 7 剂。

患者服药 7 剂后诸症消失。此后随访，患者孕期顺利，足月顺产一女婴。

讨论：肾藏精，主生殖，为冲任之本而系胞；肝藏血，主疏泄，司血海；脾主中气统血、摄胞，又为气血生化之源；胃主受纳、腐熟，“谷气盛则血海满”；诸脏不仅分司气血的生化、统摄、储藏、调节与运行，而且协同维系女性肾—天癸—冲任—胞宫生殖轴功能的正常发挥。若脏腑功能失常，易导致经、带、孕、产、乳生理异常，发为疾病。中医认为腹泻的基本病机多以脾虚湿盛、脾胃运化功能失调为主。主要部位在脾胃，同时与肝肾密切相关。脾胃运化功能失调可表现为脾失健运和脾失统摄，脾失健运可导致气血生化之源不足或水湿内生；脾失统摄则可呈现血液流溢散失或气虚下陷。故健脾除湿、补气摄血、健脾升阳为其常用治法。

本例患者此前人工受孕后反复出现腹痛腹泻，从而导致流产。此次人工受孕后再次出现腹泻，并伴纳差等脾气虚弱之表现。治法以健脾益气、固冲安胎为主。方中以四君健脾胃、和中气为君；砂仁、半夏醒脾和胃，广木香、陈皮理气和中为臣；枸杞子、杜仲、桑寄生补肾固冲；黄连、黄芩清肠解毒，燥湿健脾，黄芩又能安胎，艾叶为安胎之要药；防风质轻，取其升提作用达到固冲安胎之功；山楂开胃消食，诸药合用，以奏健脾之功。

2. 自拟羌兰白虎汤治愈妊娠高热

◎**案例 1**　患者肖某某，女，24 岁，妊娠 8 个月。初诊时间：2014 年 1 月 16 日。

患者 2014 年 1 月 14—16 日持续高热（38 ~ 40℃），于当地某医院住院治疗，高热不下。西医检查：血常规检查未见异常。因患者为初次受孕，已妊娠 8 个月，持续高热 3 天，体质虚弱，家人着急，遂请我前去会诊。

初诊：患者高热，无汗，口干渴，纳差，二便正常，脉滑数，舌红苔黄厚，脉症合参，诊为热在气分。治以清热泻火，发汗解表，予以自拟羌兰白虎汤。

处方：柴胡 12 g，黄芩 12 g，法半夏 9 g，金银花 12 g，连翘 10 g，生石膏 30 g，知母 9 g，板蓝根 12 g，青蒿 10 g，荆芥 10 g，藿香 9 g，羌活 9 g，甘草 5 g，共 2 剂，每日 1 剂。

2014年1月17日二诊：患者服药1剂后烧退，体温稳定，痊愈出院，后顺产一女孩。

◎**案例2** 患者，女，妊娠7个月。初诊时间：2012年3月15日。

初诊：患者发热3天，体温39℃，伴胸闷，鼻塞流涕，大便紧，小便可。舌红苔薄，脉数。诊为热在气分，治则同上，处方：上述方加减。

服药2剂后，患者热退，大便通畅，痊愈。后顺产一男孩。

【按语】 上述两例都为妊娠高热，表里俱热，邪热炽盛之证。表邪热浮盛向外向上，邪热易耗伤津液，所以治疗时应主以清热泻火保津。方中重用石膏，入肺、胃二经，辛寒解肌，寒以清热，辛以达邪，可清肺胃之热；知母滋阴清热，助石膏清解邪热。金银花、连翘、荆芥、羌活等为发汗解表之药；柴胡与黄芩，一表一里，解表清里热；总而言之，诸药合用，热退邪出。上两例都为孕妇，石膏为大辛大寒之药，为孕妇慎用药，而此处石膏用量大，一般医者不敢用量过大。我认为病重药重，若用药药量不足，如杯水车薪，无济于事，反倒会耽误病情，患者家属也会责怪说白虎汤用错了。作为医生治疗患者，该断不断反受其乱。把握病机，胆大心细，对症下药，方能痊愈。

◎**案例3** 患者廖某，女，23岁，孕39周，初产妇。初诊时间：2016年12月26日。

患者自诉15天前开始出现鼻塞，无其他不适；3天前始咳嗽，痰少、色黄、质稠，伴咽痛，咽痒，咽干，流鼻涕，色清、质稠，头晕，嗜睡，纳差，不欲饮食，寐欠佳，大便紧、量少，

1 ~ 2 日一解；2016 年 12 月 26 日晨起觉发热，量体温 38.7℃，舌淡红苔薄白，脉细数滑。

检验结果：血常规检查（2016 年 12 月 26 日）提示，中性粒细胞百分比 87.7%，血小板计数 59×10^9/L；尿常规检查提示，白细胞 +2。

西医诊断：急性上呼吸道感染。

中医诊断：①感冒；②妊娠 39 周。

中医辨证：风热感冒。治拟：辛凉解表、清肺透邪。

处方：柴胡 12 g，黄芩 12 g，金银花 12 g，连翘 10 g，板蓝根 12 g，炙麻黄 6 g，杏仁 8 g，生石膏 24 g，荆芥 10 g，羌活 8 g，青蒿 12 g，法半夏 8 g，甘草 5 g，共 2 剂。

二诊：患者诉 2016 年 12 月 26 日下午 2 时许发热达 40℃，下午 3 时许服中药，晚 7 时许汗出热势渐减；2016 年 12 月 27 日上午 8 时许体温降至 37.9℃，下午 2 时许体温退至正常。尿频、尿急、尿痛症状明显减轻，现尚有咳嗽、流涕、鼻塞，较之前改善，纳可，无口干，大便正常，舌红苔白，脉细滑。2016 年 12 月 28 日血常规、尿常规检查无异常。

处方：荆芥 10 g，防风 10 g，板蓝根 12 g，黄芩 12 g，桔梗 9 g，法半夏 9 g，辛夷 8 g，浙贝母 9 g，白花蛇舌草 25 g，金银花 12 g，连翘 10 g，甘草 5 g，共 2 剂。

【按语】 本例患者为妊娠高热，表里俱热，邪热炽盛之证。患者感受风邪，风邪由表入里，善行数变，故临床症状多变。风邪上扰清窍，肺气不宣，故鼻塞；风热袭表，卫阳郁闭，故出现畏寒发热；腠理郁闭，开合不利故无汗；肺气失宣，上逆为咳；风热上壅，故咽痛、咽痒；肺经邪热不解，复传于里，与肠中糟粕相结，传导失常，故大便紧。治则为辛凉解表，清肺透邪。选用麻杏石甘汤加减清热解表。柴胡、黄芩解表清里热，荆芥、羌活、金银花、连翘发汗解表，板蓝根、青蒿、法半夏祛痰利咽，后加用白花蛇舌草加强清利下焦湿热。诸药合用，邪去正自安。患者后顺产一胖女孩，甚是欢喜。

3. 大柴胡汤治疗产妇发热显效

◎**案例** 患者徐某，女，32岁，产后29天。初诊时间：2017年1月23日。

刻症见：发热畏寒1天，左侧乳房牵拉胀痛2天余，伴口苦、恶心、呕吐、反酸，纳差，舌淡红，苔薄白，脉细数；体温39.1℃，血常规检查（2017年1月23日）提示白细胞计数 7.5×10^9/L，中性粒细胞计数 5.3×10^9/L。

西医诊断：①急性上呼吸道感染；②急性乳腺炎。

中医诊断：①风热感冒；②乳痈。

西医治疗：头孢噻肟钠针3 g（皮试后）+ 5%的葡萄糖盐水250 mL，静脉注射，每日2次，连用3日；维生素C 1g+ 氯化钠注射液100 mL，静脉注射，每日1次，连用3日；辅以理疗，缓解乳房胀痛。

中医处方：柴胡15 g，黄芩15 g，生石膏40 g，知母12 g，陈皮30 g，橘核15 g，延胡索10 g，郁金10 g，蒲公英15 g，金银花15 g，连翘12 g，王不留行10 g，炒麦芽30 g，甘草5 g，服3剂。水煎服，每日1剂。

2017年1月25日二诊：患者服中药2剂后，于2017年1月

24日下午4点左右热退，但当晚9时许体温复升至38℃，伴大量汗出，持续发热直至1月25日凌晨，体温降至36.5℃，并渐趋稳定。患者自诉未用西药，且1月24日挤奶后，左侧乳房牵拉胀痛明显缓解。口苦、恶心、呕吐、反酸基本消失，纳一般，舌红苔白，脉细。处方：守方续服1剂。

2017年1月26日三诊：患者体温正常，为36.5℃，上述症状基本消失，但仍有少量恶露，色暗红，并伴有便秘、大便干结，质硬难解，余无明显不适，舌淡红，苔薄白，脉细。

中医处方：柴胡9g，黄芩15g，金银花15g，连翘10g，夏枯草12g，王不留行9g，陈皮30g，益母草12g，橘核15g，炒麦芽30g，蒲公英15g，枳实9g，延胡索9g，甘草5g，大黄9g（另包），服7剂。水煎服，日1剂。

【按语】 本例患者为产后高热，表里俱热，邪热炽盛之证。患者感受风邪，风邪由表入里，善行数变，故临床症状多变。外感之邪犯少阳，故见口苦、恶心、呕吐、反酸、纳差等症。外感之邪入里化热，郁闭卫阳，故见发热畏寒；腠理闭塞，开合不利，则无汗出；风热壅滞肝胆，致肝胆火旺，胆气上逆，故见口苦。选用大柴胡汤加减和解少阳，内泻热结，表里同治。柴胡、黄芩清解表里之热；生石膏与知母相须为用，清解里热，除烦止渴。金银花、连翘清热解毒，疏散风热；重用陈皮，意在理气健脾，降胃气，行气调中，治疗乳痈；蒲公英、王不留行、夏枯草清热解毒，消乳痈；橘核、延胡索、郁金行气散结止痛，用于治疗乳房红肿坚块；重用炒麦芽意在回乳消胀，消食行气，健脾开胃。复诊时因肺经邪热不解，复传于里，与肠中糟粕相结，传导失常，故大便紧、干结，选用大黄、枳实、黄芩、柴胡等通腑泄浊；另用益母草活血调经，以除恶露。共服中药4剂，患者热退，体温如常，甚感欢喜。

4. 中医活血化瘀法疏通双侧输卵管

◎**案例**　患者李某某，女，1983年12月出生，井冈山市人。初诊时间：2014年10月14日。

患者于2012年2月下环后欲要二胎，开始间断服用中药备孕，因始终未能怀孕，2014年6月于吉安市某三甲医院行子宫输卵管造影检查体示：右侧输卵管大部分、左侧输卵管阻塞。此后为进一步复查，2014年7月于广东省佛山市某医院就诊，再次完善子宫输卵管造影，结果仍提示左侧输卵管堵塞，右侧输卵管大部分堵塞。子宫附件彩超检查提示：子宫前位，子宫增大，子宫壁异常回声，子宫腺肌症合并腺肌瘤或宫肌瘤声像（12 mm × 11 mm）；右侧附件区无回声区，考虑为输卵管积水可能；左侧附件区未见明显异常包块声像；子宫直肠陷窝积液。主治医师建议经腹腔镜 + 宫腔镜手术治疗或试管婴儿。此后，患者及其家属辗转于省内外多家医院求诊，均被告知受孕机会渺茫，建议腹腔镜手术或试管婴儿。但患者始终要求保守治疗，遂长期于我处诊治。

初诊：患者因“下环后2年余备孕，未能怀孕”至我院中医科就诊。刻症见：头昏沉感，伴恶心，手脚心出汗，纳可，寐欠佳，二便平，舌红苔黄白，脉弦细。末次月经时间为2014年9月28日，经量可，有血块，经色偏暗，5天干净，月经期间少腹痛，伴双乳胀痛，就诊当月月经推迟13天仍未行经。

诊断：①不孕；②左侧输卵管堵塞；③右侧输卵管大部分堵塞。

治法：活血化瘀，理气通络。

处方：柴胡9g，当归10g，川芎9g，赤芍12g，生地黄12g，桃仁9g，红花7g，枳实9g，王不留行9g，益母草12g，黄芪30g，莪术9g，甘草5g，党参12g，白术10g，茯苓10g，共7剂。

2015年1月16日二诊：症同前，纳寐欠佳，多梦，二便平。舌红苔白，脉细。末次月经时间为2014年11月26日，量可，有血块，5天干净，伴少腹痛，乳房胀痛。上述中药处方去党参，改当归为12g，改生地黄为制香附9g，再进10剂。

2015年3月9日三诊：症平稳。中药处方同上，继服10剂。

2015年4月10日四诊：末次月经时间为2015年3月13日，月经量适中，舌红，夹黑色血块，伴腹痛，有乳房胀，无腰痛，余无不适。纳可，寐欠佳，多梦，二便平。舌红少苔，脉细。

处方：柴胡9g，当归10g，川芎9g，赤芍12g，桃仁10g，红花7g，延胡索10g，郁金10g，生地黄10g，益母草15g，枳实9g，王不留行9g，莪术9g，黄芪30g，薏苡仁30g，甘草5g，共15剂。

2015年4月24日五诊：停经月余，阴道流血2天就诊。人绒毛膜促性腺激素（HCG）升高。经检查诊断：①早孕；②先兆流产。给予黄体酮针20mg，肌内注射4天，2天后血止。

遗憾的是，患者最终因孕期HCG、黄体酮不足，于妊娠8^+周复查子宫附件彩超提示仅见胎囊，内无胎芽生长，遂予人流术。患者信心大挫，欲放弃备孕，但我始终给予其信心与鼓励，希望患者能坚持治疗。

此后，因患者长期居住于井冈山市，不能定期复诊，便每年冬天至我处开中药汤剂调理。备孕方：柴胡 9 g，当归 10 g，白芍 12 g，川芎 9 g，熟地黄 10 g，黄芪 30 g，黄精 10 g，益母草 12 g，制香附 9 g，阿胶 9 g。

2018 年 11 月 23 日复诊：此时患者已早孕，稍有反胃，余无不适。HCG > 5000 mIU/mL，黄体酮 24.7 ng/mL，遂予安胎方调理，后期胎儿稳固，B 超见正常胎芽生长，患者及其家人均十分开心。

【按语】　输卵管因素是不孕症最常见的原因，发病率高达 30% ~ 50%[①]，主要病因为炎症刺激或术后粘连导致的输卵管堵塞。因此，本病治疗的关键在于消除炎症，疏通输卵管并恢复其功能。西医保守治疗的效果欠佳，治疗上一般可采用腹腔镜手术复通输卵管，但是，腹腔镜手术虽然能暂时解决输卵管堵塞的状态，却不能根除病因，易致病情反复，宫内妊娠率有待进一步提高[②]。或可采用试管婴儿代替自然受孕过程，但试管婴儿费用高昂、成功率低，且长期使用促排卵药物易导致女性内分泌失调，故多数时候亦不能作为首选。而中医中药在本病的治疗上取得了较好的成绩，临床应用广泛，而本案较为典型、特殊，输卵管堵

① 黄艳，邱伟，吴土连，等．中西医结合治疗输卵管阻塞性不孕症疗效观察 [J]. 新中医，2015，47（10）：108-109.

② 李改燕．中西医结合治疗输卵管堵塞性不孕症的疗效观察 [J]. 实用妇科内分泌电子杂志，2015，2（8）：84，86.

塞较为严重，故以此为引对本病的治疗做一系统的阐述。

中医学可将输卵管堵塞性不孕症归属于“癥瘕”的范畴，故治疗时旨在活血化瘀、理气通络。本方中加入柴胡疏肝解郁，当归、川芎、赤芍、生地黄之四物汤，取其养血活血之意，养血药与化瘀药相配，使补血而不留瘀，活血而不伤正；桃仁、红花、莪术、益母草破血逐瘀；王不留行通血脉、化瘀通络；枳实、香附破气消滞，气行则血活，进一步加强瘀血的疏通；黄芪、党参、茯苓、白术健脾补气以助气机的推动，全方共奏活血化瘀，破癥消结之力，以恢复输卵管的通畅及功能，使患者易于受孕。治则：补肾健脾、养血清热、安胎。自拟先兆流产安胎方：党参 15 g，黄芪 30 g，白术 10 g，黄芩 10 g，砂仁 6 g，艾叶 9 g（炒），寄生 9 g，杜仲 10 g，枸杞子 12 g，法半夏 9 g，甘草 5 g，菟丝子 10 g。

方解：益气安胎——党参、黄芪、白术；和胃安胎——砂仁、法半夏；清热安胎——黄芩；养血安胎——枸杞子；补肾安胎——寄生、菟丝子、杜仲。

流产的主要症状是腹痛及阴道流血。中医认为，本病的形成多为冲任不固，不能摄血养胎所致。因冲为血海，任主胞胎，冲任之气固则胎有所载，血有所养，胎孕可正常生长发育。中医辨证，可分为：肾虚型——腰酸腰软；血热型——孕后阴血下聚养胎，阳气相对偏旺，或过食辛热温燥，或感受热邪，或情志郁而化热，热为阳邪，阳盛血热，热扰冲任，破血妄行，阴道下血；气虚型——头昏神疲，食少乏力。

早孕及有流产征兆注意事项：不能喝酒，不能爬楼，不能骑摩托，不能开小轿车，不能提水，不能拖地，不能爬山，不能吃冷饮冰棒，不能吃煎炸、辛辣食品，要多吃清淡的饮食，水果可以多吃，按时作息。对胎儿有不良影响的药物都不要吃，一定要吃的话，咨询医师如何用药，用多久。

孕早期定期检查黄体酮和HCG，有先兆流产史的患者更要重视，尽早应用安胎药物。

四、儿科

1. 小儿疳积

小儿疳积，乃慢性营养障碍性疾病，其病变主要在脾胃，由于脾胃运化失常，水谷停滞，津液不布，无以化生气血，营养周身，而致脏腑俱虚，神疲烦躁，面黄肌瘦，肚大青筋，或发潮热，不思饮食，或贪食不知饱，大便溏泻，一日四五次，粪甚臭，色黄褐；或便闭，舌苔腻浊，或微黄，此乃脾失健运虚中挟实之证。30多年来，使用自拟的术甘汤，疗效颇为满意。处方：白术6 g，甘草4.5 g，枳实4.5 g，厚朴5 g，太白4.5 g，神曲6 g，酒大黄4.5 g，黄芩4.5 g，黄连3 g。发热者加柴胡6 g，须连服3 ~ 4剂方效。有些病例，初服3剂内，便泻次数增多，此时不必惊惧，再服数剂，便次必逐渐减少，而至正常。此方用于其他慢性肠炎，不论成年人、小孩，均有疗效。

本病之潮热、烦躁，肚大青筋，大便甚臭，其机制乃脾不健运，水谷停滞，肠中腐败发酵，产生毒素所致。故其治法，若仅用健脾助化消积之剂多无效。我在临床上经治本病多年，于健脾助化消积之中，必须辅以清肠排毒的三黄泻心汤，才能奏效。

2. 水痘治验

◎**案例** 患儿赵某，男，10岁。初诊时间：2015年12月18日。

患儿发热2天，伴头痛。咽痛剧烈，高热无汗，最高体温达39.5℃，夜益甚，气粗，手足发凉，怕风怕冷，口干，微咳嗽，纳差，寐可，大便干结，小便黄，舌质红苔黄，咽后壁及下嘴唇内侧可见白色疱疹，脉浮数。查血常规提示：中性粒细胞比率11%，脉症属冬温范畴，且有欲出疱疹之候，治宜辛凉宣透之法。

处方：金银花12 g，连翘10 g，板蓝根12 g，桔梗7 g，玄参7 g，生石膏30 g，知母7 g，柴胡8 g，黄芩8 g，藿香7 g，厚朴7 g，青蒿8 g，枳实7 g，荆芥8 g，羌活7 g，大黄5 g（后下），甘草4 g；水煎服。配合5%的葡萄糖250 mL+阿奇霉素注射液0.3 g，静脉注射治疗。治疗当晚服用1剂后，全身痘疹基本透出，以胸、腹、背为主，至次日凌晨，患者全身隐有汗出，大便已解，热退，体温37.4℃。

2015年12月19日二诊：患儿自诉头痛明显好转，大便已解，但晨起仍见低热（37.6℃），全身痘疹基本出透，头部、胸、腹、背及手臂近端，皆可见痘疹，全身乏力明显，咳嗽较昨日明显剧烈，食欲不振，小便黄，舌质红苔薄黄，脉浮数。分析证属里通表和，余热未尽，治以清宣肺胃为主，并配合外搽自制药剂：红汞（红药水）30 mL+庆大霉素8万单位+利巴韦林（病毒唑）0.3 g，摇匀外搽，每日4～5次，搽于痘疹上。患儿自诉药水搽后皮肤舒适无比。调整处方：金银花9 g，连翘8 g，板蓝根

9 g，半夏 6 g，柴胡 8 g，黄芩 8 g，桔梗 7 g，玄参 8 g，青蒿 8 g，藿香 7 g，荆芥 8 g，羌活 7 g，生石膏 24 g，知母 7 g，甘草 3 g。

2015 年 12 月 23 日三诊：上方服 4 剂后，患儿全身痘疹基本结痂，咽痛不适基本消失，已无发热、恶寒不适，但咳嗽仍较剧烈，痰多难咳出，食欲欠佳，寐可，大小便正常，舌质红苔薄黄，脉细滑。分析病症为肠胃热阻，肺气不宣，治法宜辛凉宣透，佐以清泻之法。处方：金银花 9 g，连翘 8 g，麻黄 2 g，杏仁 10 g，生石膏 12 g，柴胡 7 g，浙贝 7 g，黄芩 8 g，半夏 5 g，枳壳 7 g，前胡 8 g，玄参 7 g，厚朴 7 g，牛蒡子 9 g，桔梗 9 g，大黄 4 g（后下）。此方口服 2 剂后，咳嗽基本消失，食欲尚可，痘疹基本脱痂痊愈。

【按语】 水痘是一种传染性极强的儿童期出疹性疾病，病原体为水痘—带状疱疹病毒，临床特点为皮肤黏膜出现瘙痒性水疱疹，好发于冬末、初春，并通过直接接触、飞沫、空气传播。中医病名为痘疹，为外感风热时邪，内有湿热蕴结，留于肺脾，发于肌表所致，有发热、出痘、起胀、灌浆等之序，其病因属湿热邪毒，且具有传染性，病机变化亦不外乎卫气营血传变，故属于温病范畴。叶天士在《外感温热篇》中说："在卫汗之可也，到气才可清气，入营犹可透热转气，入血就恐耗血动血，直须凉血散血。"在本案例中，患儿初起即高热、头痛、便结、无汗，为表热里盛，里热已露，而表闭无汗以致手足冰凉，宜急开其表，使邪有外出之路。选用解表、清气、和解、通下之法，选方以解表里郁闭之银翘散、白虎汤及大柴胡汤主治，选用金银花、连翘、荆芥、藿香等辛凉之品疏散风热，生石膏、知母、玄参等辛寒之品大清气热达到退热存津，除烦止渴之目的。病初患儿食欲差，大便秘结，分析病已入阳明，化热成腑实，方中重用柴胡为君药，配臣药黄芩和解清热，以出少阳之邪；轻用大黄，配枳实、厚朴内泄阳明热结，已达解表与通下并用，表里双解之功效。此外，注意病重而药分重，病轻则药分轻之特点。本例患儿初诊服药而热退，三诊而诸症消失。我按此法已治愈 50 余例水痘患儿。

3. 羌蓝白虎汤治疗小儿发热案例分析

小儿发热为儿科常见症状，多由感染性因素引起。起病较急，临床上以解热镇痛药为主，如布洛芬、对乙酰氨基酚等，但维持时间短，易反复。我在临床上采用羌蓝白虎汤治疗小儿发热，收到较好疗效，具体方药如下：柴胡、黄芩、金银花、连翘、板蓝根、羌活、生石膏、知母、青蒿、藿香、甘草。

◎**案例 1**　患儿胡某，男。因发热 5 天，咳嗽 3 天，经西医治疗无明显好转，于 2010 年 6 月 21 日来我处诊治。刻症见咳嗽加剧，干咳，咳甚欲呕，纳差，嗜睡，乏力，大便干，测体温 38.5℃。诊断为上呼吸道感染。处方：金银花 10 g，连翘 9 g，柴胡 8 g，黄芩 8 g，半夏 6 g，羌活 7 g，生石膏 15 g，知母 7 g，荆芥 8 g，大黄 6 g（另包），板蓝根 8 g，藿香 8 g，甘草 3 g，服 2 剂。

患儿服药 2 剂后即热退，可咳出少量白色黏痰，诸症好转。上方去羌活，加杏仁 6 g，桔梗 7 g，浙贝母 7 g，麻黄 2 g，柴胡由 8 g 改为 4 g；配合头孢噻肟钠、青霉素联合抗感染治疗。

◎**案例 2**　患儿江某，男，4 岁。因发热 3 天，自服感冒药后无明显好转，于 2010 年 8 月 13 日来我处就诊。刻症见扁桃体

Ⅰ度肿大，咽部充血，有白色脓点。诊断为化脓性扁桃体炎。处方：柴胡 8 g，黄芩 8 g，金银花 8 g，连翘 7 g，板蓝根 7 g，桔梗 6 g，生石膏 15 g，知母 7 g，荆芥 8 g，羌活 6 g，枳实 6 g，青蒿 8 g，藿香 7 g，玄参 5 g，大黄 3 g（另包），服 3 剂；配合青霉素抗感染治疗。

患儿服药 1 剂后次日即热退，家长代诉其平素易感冒，纳差，偶有咳嗽。调整处方：党参 8 g，白术 7 g，茯苓 7 g，神曲 9 g，山楂 6 g，麦芽 9 g，山药 9 g，藿香 7 g，鸡内金 6 g，甘草 3 g，防风 6 g，服 4 剂。

◎**案例 3**　患儿因发热 5 天，汗少，经西医治疗无明显好转，于 2010 年 7 月 26 日来我处就诊。家长代诉其服西药后腹泻。查血常规：白细胞计数 4.5×10^9/L，红细胞计数 5.0×10^9/L；体温 38.6 ℃。处方：金银花 7 g，连翘 6 g，板蓝根 6 g，法半夏 4 g，柴胡 5 g，黄芩 6 g，荆芥 5 g，藿香 4 g，青蒿 5 g，甘草 2 g，羌活 3 g，服 2 剂。

患儿服药 2 剂后热即退，复查体温降至 36.9 ℃，汗多，饮多。上方加山楂 4 g，柴胡改为 4 g，板蓝根改为 5 g，服 3 剂。

◎**案例 4**　患儿杨某，男，7 岁。发热 1 天，于 2014 年 3 月 28 日来我处就诊。刻症见体温 39.5 ℃，扁桃腺Ⅰ度肿大，无汗，头痛，恶心，纳差，大便紧，咳嗽，舌红苔黄厚，脉细数。查血常规：白细胞计数 38.3×10^9/L，中性粒细胞百分比 92.6%。处方：柴胡 8 g，黄芩 8 g，金银花 9 g，连翘 8 g，生石膏 24 g，知母 8 g，大黄 6 g（另包），枳壳 7 g，法半夏 7 g，荆芥 8 g，羌活 7 g，青蒿 8 g，甘草 4 g，服 2 剂。同时予头孢噻肟钠联合青霉素抗感染治疗。

患儿服药 1 剂后，汗出热退，咳嗽，口干渴，纳差，大便 5 日未行，舌红苔黄厚。查体：体温降至 36.6℃，扁桃腺 I 度肿大。调整处方：金银花 9 g，连翘 8 g，生石膏 15 g，知母 7 g，大黄 7 g（另包），枳壳 7 g，法半夏 6 g，荆芥 7 g，杏仁 7 g，桔梗 7 g，柴胡 7 g，黄芩 8 g，浙贝母 6 g，甘草 4 g，服 2 剂。

◎**案例 5**　患儿刘某，女，5 岁。因发热 3 天，于 2014 年 6 月 17 日来我处诊治。患儿自 2014 年 6 月 14 日开始发热，最高腋温达 39.9℃，发热时伴腹痛，畏寒，无汗出，无咳嗽，有鼻塞流涕，纳差，寐可，二便可，舌红苔黄。查体：口腔内未见疱疹，身上未见皮疹，扁桃体Ⅲ度肿大。手足口病毒检测：柯萨奇病毒 A16（CA16）阳性，EVT1 病毒阳性。大便常规检查正常。血常规检查：白细胞计数 5.38×10^9/L，诊断为手足口病。处方：柴胡 7 g，黄芩 8 g，金银花 7 g，连翘 7 g，板蓝根 7 g，荆芥 7 g，羌活 6 g，青蒿 7 g，玄参 4 g，藿香 6 g，生石膏 15 g（另包），知母 6 g，甘草 3 g，3 剂；并用青霉素抗感染治疗。2014 年 6 月 20 日二诊：患儿无发热，病愈。

【按语】　小儿发热在中医上属外感温热病范畴，是感受六淫之邪，导致的一类以发热为主要症状的外感病证。其病机是外邪入侵，正邪相争，阴阳失调，或热毒炽盛于内，导致阳气偏盛。“阳胜则热”。初起在气分，病情相对较轻。若进一步发展则化火伤阴，气阴两伤，若病入营血，则会动风、动血、闭窍等，发生神昏、出血等急危变证。“热者寒之”，故以清热为治则。

羌蓝白虎汤是我的常用方——银翘柴芩蓝羌汤合白虎汤化裁

而成。方中重用生石膏，源于张锡纯的观点：石膏凉而清散，透表解肌，并非大寒之品，因其寒凉之力远逊于黄连、龙胆草、知母、黄柏等药，而其退热之功效则远过于诸药，故治疗高热需重用生石膏，量小则无效。此外，方中金银花、连翘疏散风热、清热解毒，柴胡透表泄热，对外感发热均有较好退热作用；黄芩、知母清泄肺热；板蓝根清热利咽；羌活祛风解表；青蒿苦辛寒，苦寒清热，清中有透，辛香透散，透中有清，其解热作用明显，尤其是热势较高时，且现代药理学发现青蒿及其衍生物有解热、镇痛、抗病原微生物的作用。故我对于发热患者喜用青蒿、藿香。全方合之，有祛风解表、清热解毒之功效。广藿香有化湿解表之功效，现代药理学研究发现广藿香油为其主要药用成分，具有抗细菌、抗病毒等药理作用。若热入肠腑，致腑气不通，则苦寒攻下，加大黄、枳实，以导热下行。若见咽干痒、扁桃体肿大，可加玄参、牛蒡子。

发热患者，多会行血常规检查，若白细胞、中性粒细胞明显升高，提示热毒炽盛，除服中药外，还需使用抗生素抗感染治疗。综观临床小儿发热患者，运用此方解热迅速，作用持久，不易反复，疗效明显。

4. 小儿感冒治疗经验

感冒，按病因可分为风热感冒、风寒感冒、暑湿感冒、时行感冒等多种，在此重点讲风热感冒和风寒感冒。

（1）风热感冒

风热感冒在临床上经常遇到，是一种常见病、多发病。多数普通感冒属于自限性疾病，在不出现严重并发症的情况下，可不采取特殊治疗或仅予以对症治疗。但有些感冒若不及时治疗，易并发肺炎、肾炎、心肌炎等严重疾病，尤其是还处于生长发育期的小儿，体质较弱，应对其感冒给予重视。

我治疗风热感冒的思路是采用银翘散，即辛凉解表，以使病邪（表热）从表而解，一汗了之，且在一派辛凉解表药中加入辛温解表药如羌活、荆芥等，以起到反佐的功效。还有一个思路是主张截断疗法，如患儿高热，体温在39℃以上，我会用清气分热的方剂——白虎汤，清泄气热。《温热论》上说“在卫汗之可也，到气方可清气”，但我用白虎汤的思路拓宽了，阳明热证中大热、大汗、大渴、大烦、脉洪大中，只要符合“烦”“渴”任一表现，即病邪刚要进气分或是已经到了气分，都可以用白虎汤，不要拘泥于六经传变，觉得病未及阳明经就不能用。中西医汇通派如姜春华教授和肖老等对于这类疾病都主张用截断疗法的诊疗思路。

“温邪上受，首先犯肺，逆传心包”，用西医的观点理解，“首先犯肺”就是首先会引起支气管炎、肺炎等；“逆传心包”就是引起病毒性心肌炎和风湿性心脏病等。在治疗方面，我根据截断疗法的诊疗思路自拟了一个方子叫羌蓝白虎汤。基本方组成：金银花15 g，连翘10 g，柴胡15 g，黄芩15 g，板蓝根15 g，荆芥10 g，羌活9 g，青蒿10 g，藿香10 g，生石膏30 g，知母10 g，甘草5 g。如果大便不通，几天未解，我会加大黄9 g，枳实或枳壳6 g，一般1剂到2剂即可见效，部分患者服药当晚就有效果。

20多年前，江西中医学院吉安分院的张光荣老师为我整理

“银翘蓝柴芩羌汤治疗风热感冒小结”一文时，里面所讲述的处方就很有效，一直沿用至今。我曾接诊过很多孩子，有小学升初中的，有初中升高中的，或者高考前 1 ~ 2 天突发高热的，服药当晚就退热了，第二天可以照常参加考试。有的孩子用了很多退热的西药，虽然降温快但易反弹，如布洛芬混悬液（恬倩）等，一般可维持 4 小时左右，而用了我的处方中药后，体温会慢慢下降，一般来说不会反弹，除非伴有合并症。如果患儿用了 3 剂仍没退热，则要考虑是不是有肺炎、支气管炎或其他合并症，如手足口病、川崎病等。其中川崎病初起症状同感冒相似，这个时候大家要注意辨别，打开思路，对因治疗。我有位小病患，日前又因发热来就诊，用了西药退热不久又反弹，伴恶心、呕吐。我觉察不对，建议他住院进一步检查。后经 X 线检查诊断为肺炎，针对病因治疗后就慢慢退热了。

截断疗法的诊疗思路也同样适用于成年人风热感冒。2018 年 4 月某天晚上我到某医院去会诊，患者为妊娠 7 个月的孕妇，住院治疗 1 周仍未退烧，诊为风热感冒，我按上述思路给患者开了羌蓝白虎汤，服药后当晚患者就退烧了。

在运用这个方剂时，大家要注意药量。对于 3 岁以下的孩子，一般用量：柴胡 7 g，黄芩 7 g，金银花 7 ~ 8 g，连翘 7 g，板蓝根 7 g，生石膏 15 g，知母 6 g，羌活 6 g，藿香 6 g，青蒿 7 g，荆芥 7 g，甘草 3 g，大黄 3 g，枳壳 5 g。对于症状严重的患儿，可以 1 天吃 1.5 ~ 2 剂，或 6 ~ 8 小时服药 1 次。等到患儿退热、大便通，就可以将大黄撤掉。

此外，对于小儿的病史要注意“一问寒热二问汗”，有没有出汗很重要，出汗、大便通，体温就会明显下降，体现良好的疗效。在治疗风热感冒时，对于“汗”字怎样理解是有争议的，叶天士提出“在卫汗之可也”，《黄帝内经》有云：“其在皮者，汗而发之”，对于“汗”字如何理解见仁见智、百家争鸣，然则以治疗效果为准则。注意出汗不要太过，适可而止。

（2）风寒感冒

当患儿的临床表现为发热、恶寒、恶风、头痛、周身痛时，我通常习惯在川芎茶调散的基础上用药。有些患儿可因风寒感冒引发头痛持续 10 余天，此时往往会影响医者的判断，而川芎茶调散加减治疗可取得良好的治疗效果，这是我临床工作中摸索出来的经验。

（3）胃肠型感冒

胃肠型感冒是西医的名称，即感冒加上胃肠道症状，如恶心呕吐、腹痛腹泻、不欲饮食等，从中医治疗的观点来看，此时在解表药里应加芳香化湿类药物，如藿香、厚朴、广木香、砂仁或者白豆蔻等。若是风寒感冒，就在风寒感冒用药基础上加上这类药；若是风热感冒，就在风热感冒的基础上加用这类药。对于又呕吐又腹泻，导致缺钾、水盐电解质平衡失调的患儿，还要结合西医的观点：进行输液、补钾，以维持水盐电解质平衡，从而止呕，患儿就可以吃药接受治疗了；注意补钾的过程中速度不能快，以免引发高钾血症。

另外，如果便常规检查发现有脓球，可以结合西医，用抗生素类药物（如左氧氟沙星等）1 ~ 2 天；还可以在中药中放 2 片生姜，以温中止呕。

5. 肠炎和小儿营养不良

肠炎和小儿营养不良有时难以辨别，此处主要讲肠炎，成年人可以参照胃肠型感冒的治疗。肠炎是小儿常见病，临床表现为腹泻，即中医的泄泻，有时一天十几次，如果有脓血便要考虑是痢疾，不在此处讨论。

用中药治疗时，因小儿是稚阴稚阳之体，不能用太“霸道”的药物，故我在临床治疗中从益气健脾、消食导滞着手，佐以清肠解毒。处方（5岁以下都可以用）：藿香7 g，厚朴6 g，党参7 g，白术7 g，茯苓7 g，广木香3 g，砂仁3 g，防风6 g，桔梗5 g，炒神曲9 g，焦山楂4 g，炒麦芽9 g，淮山药12 g（5岁），甘草3 g。注意此处用的是淮山药，可以补脾阴；白术、茯苓补脾阳。如果患儿有低热，可加用柴胡解热、黄芩清热燥湿。对于5～6岁的患儿，柴胡用量可为6 g，黄芩可为6～7 g。

用西药治疗时，我常用两种：一是利福平，3岁以下1岁以上的患儿，可一天2次，一次0.5粒；对于5岁的患儿，可以一天3次，一次0.5粒；二是补充电解质，腹泻要输液或口服补液盐。利福平是治疗结核病的药物，该病的致病菌是革兰阴性杆菌，而肠炎的致病菌也多为革兰阴性杆菌，因此临床应用多有效果。

另外，患儿的饮食也要注意，保持清淡，可以多用米汤。对患儿来说米汤又好吃又营养，可以止泻，米汤内的米粒可以吸附肠道内的致病菌，并通过大便排出体外。很多年以前我接诊了一位Ⅲ度以上营养不良的患儿，瘦得皮包骨样，通过上述方法治疗得以痊愈。

◎**案例** 患儿赵某某，男，5月余。主诉：反复解水样泡沫便4天。初诊时间：2017年7月17日。

患儿反复解水样泡沫便4天，由母乳喂养，每日大便6～7次，量一般，伴里急后重感，流清涕，涕多，喉间有痰感，无明显口干，无发热，无恶心呕吐，纳可，小便偏少。

西医诊断：肠炎。

中医诊断：小儿腹泻（寒湿泄泻）。

辨证：外感寒湿之邪，侵袭肠胃，致脾失健运，升降失调，清浊不分。治法：祛湿健脾，解表散寒。

处方：藿香4 g，厚朴4 g，党参5 g，白术5 g，茯苓5 g，广木香3 g，砂仁2 g，葛根6 g，黄芩5 g，神曲7 g，焦山楂4 g，麦芽6 g，荆芥5 g，甘草2 g；共3剂，水煎服，每日1剂，分早晚两次温服。

西药：利福平，3片，口服，每次1/3片，每天2次。

患儿服药1剂后，大便次数减少，流涕、喉中有痰感等外感症状均有所改善，服毕3剂，诸症解，大便如常。

【按语】 本病主要发生在夏季，暑湿当令季节，多因贪凉喜冷，吹空调不当或饮食不慎，致肺胃受邪而发病。风寒上受，肺气失宣，则见流清涕、喉间有痰；寒湿之邪，困遏脾阳，致脾失健运，水谷相杂而下，则见大便稀溏，大便次数增多。治以祛湿健脾，解表散寒为主要法则。本方主要以藿朴砂苓汤为主方加减治疗，方中选用党参、白术、茯苓、甘草之四君子汤以健脾补中，助脾运纳；葛根升提助运，和胃生津；藿香醒脾化湿、解表散寒；木香、砂仁理气和中；神曲、焦山楂、麦芽消食化积；厚朴行气化湿除满；黄芩苦寒燥湿、厚肠止利；荆芥助藿香解表。本方集健脾、运脾、醒脾于一体，从芳香化湿、健脾祛湿、苦寒燥湿、淡渗利湿等多个方面入手，紧扣“脾虚湿盛”这一主要病机，共奏祛湿健脾，解表散寒之功，使祛邪而不伤正，扶正而不恋邪。西药选用利福平，主要是考虑肠炎多由革兰阴性菌感染所致，而利福平对抑制这类致病菌有良好效果。

注：该患者为5月余的小儿，小儿“脾常不足”，即运化功能尚未健运，而生长发育所需水谷精气却较成年人更为迫切，故病理上常表现为“脾常虚”，因此，治小儿病应注意调理脾胃。而小儿为稚阴稚阳之体，脏腑柔弱，易虚易实，易寒易热，故选方用药宜谨慎，应遵循“阴阳不可偏伤”的原则，因此小儿“脾虚”不能一味补脾，而重在运脾，偏补则壅碍气机，峻消则损伤脾气，宜寓消于补，攻补兼施，方能收获可观的疗效。

6. 小儿夏季热

如果孩子在夏季出现精神萎靡，不想吃东西了，就像是秋天霜打的茄子一样蔫了，在没有合并症的情况下，不要紧张，这多为小儿夏季热，俗话称“一热热三年”，但是一年比一年症状轻。对于小儿夏季热，明确诊断很重要。本病发生在夏季，多见于5岁以下的幼儿，临床表现为发热、口干渴、尿清长、饮食差。小儿夏季热与普通细菌感染引起的发热表现不同。普通细菌感染的患儿一般表现为早晨体温低，下午体温高；而小儿夏季热则为半夜和早晨的体温较高，下午的体温反而低。在诊断时注意询问孩子的发热类型，如什么时候热度比较高，另外还要注意小便、饮水情况，检查尿常规，以便及时排除其他疾病，明确诊断。

对于本病治疗最好的办法是上山静养（相较于城市温度较低），什么药都可以不吃，天气凉快后病就会好。中药的话，我习惯用白参，4 ~ 5 岁可以用 3 g，3 岁以下可以用 2 g，麦冬、法半夏、黄芪、白术、石膏、知母，用量可以参照感冒患者的用量。另外，我还常用点藿香、甘草，如果患儿有其他情况，再针对性用药。还有一个民间方法：早晨天刚亮到菜园里采五种苗，即冬瓜苗、西瓜苗、苦瓜苗、丝瓜苗、南瓜苗，各一尺煎水当开水喝。

另外，注意患儿的饮食调护，尽量多饮开水。饮食宜营养、清淡，避免食用油腻辛辣的食物。家里面开空调、风扇时注意：空调、电风扇都不要对着患儿吹，门窗不要紧闭，要打开 1/3。注意将孩子安置在阴凉的地方。次年立夏的时候可适当吃些白参、麦冬，以预防小儿夏季热。

7. 水痘

水痘是儿童常见病，每年都有不少患儿来我处就诊。治疗水痘时我习惯用龙胆泻肝汤，去木通，加金银花、连翘、板蓝根以抗病毒。如果患儿发热，可在龙胆泻肝汤基础上加黄芩，如果体温过高，可根据情况用白虎汤。内服药物可用红霉素，以抗病毒，用量根据药物说明书。外用药很重要，可用红汞（红药水）30mg/ 瓶，加 1 支庆大霉素 8 万 U、2 支利巴韦林，混合在一起，用的时候摇匀，外擦。每天可多擦几次，注意一个一个地擦水痘，不要重复使用同一棉签，注意无菌观念。

水痘由水痘 – 带状疱疹病毒所致，疱液漏到哪里长到哪里，发病期不要洗澡，擦身即可。结痂的时候患儿会痒，但是不能用手去抓，让其自然脱落，以免留瘢痕。水痘预后多良好，但应注意预防并发症，治疗期间要保持饮食清淡。

8. 难治性腹痛伴荨麻疹

◎**案例** 患儿张某，女，10岁。主诉：反复腹痛3月余。初诊时间：2019年6月20日。

患儿3个月前无明显诱因出现腹痛，于我院儿科完善各项检查，当时考虑为肠系膜淋巴结炎、过敏性紫癜、肠痉挛等，待进一步排查。经抗炎、抗过敏等相关治疗后腹痛无改善，遂转南昌、上海、井冈山大学附属医院等多地诊疗，先后完善胃镜、肠镜、全腹部增强CT等多项检查均无明显异常，遂考虑功能性腹痛。但患儿仍反复腹痛，阵发性发作，同时可伴恶心呕吐，呕吐物为胃内容物，怕风怕冷，纳差，寐可，大便干结，小便平，舌红苔白厚，脉细。

查体：痛苦面容，心肺阴性，腹部有压痛，以脐周压痛为主，无反跳痛，移动性浊音呈阴性，双下肢无水肿。皮肤划痕试验呈阳性。胃镜检查提示：浅表性胃炎，胆汁反流。全腹部增强CT提示：盆腔少量积液，余无明显异常；肠镜正常。腹部彩超提示：肠系膜淋巴结增大。既往史：荨麻疹；过敏性鼻炎。

诊断：腹痛。

处方：柴胡7 g，黄芩10 g，泽泻10 g，车前草30 g，当归8 g，生地黄8 g，丹皮8 g，赤芍8 g，大黄4 g（另包），甘草4 g，防风7 g，延胡索8 g，郁金7 g，枳壳7 g，土茯苓10 g，法半夏7 g，生牡蛎20 g（另包），夏枯草8 g，共10剂。

西药：酮替芬1/2片，每天2次；维生素C 1片，每天3

次；小儿碳酸钙 D_3（迪巧）1 片，每天 1 次。

二诊（2019 年 7 月 1 日）：服上方 2 ～ 3 剂时仍有腹痛，继续服药后疼痛逐渐改善，服药 10 剂后腹痛开始明显减轻，皮肤瘙痒减轻，余无不适，纳寐可，二便平。舌红苔白厚，脉细。处方：继服上方，改大黄为 5 g，再进 10 剂。西药同上。

三诊（2019 年 7 月 9 日）：现无腹痛，偶有皮肤瘙痒，背部起粟粒样皮疹，消退后不留痕迹，荨麻疹较前减轻，发作范围缩小。现症见反复鼻痒，打喷嚏，鼻内发红，纳寐可，大便秘结，质不硬，小便正常，舌红苔薄白，脉细。处方：上方去延胡索、郁金、生牡蛎、夏枯草、半夏，加薏苡仁 15 g，荆芥 7 g，辛夷 6 g，继服 10 剂巩固疗效。西药同前。

自服中药后患儿再未腹痛。

【按语】　本案患儿自 2019 年 3 月开始腹痛，先后住院 5 次，多地辗转就诊，完善各项检查均未能明确腹痛原因，故而本病之关键在于腹痛查因。患儿为青少年儿童，年纪尚幼，本是天真烂漫、嬉笑玩耍之龄，多无烦事所累，且患儿腹痛发作时身蜷面苦，体检有脐周压痛，必非一般功能性腹痛，多有器质性疾病。但患儿既久病不愈，且胃镜、肠镜、腹部增强 CT 等多项检查均未见明显异常，与患儿体征不甚相符。后仔细追问患儿病史，患儿母亲诉其常有荨麻疹，皮肤常有风团样皮疹，反复发作，皮肤划痕试验呈阳性。故此判断荨麻疹便是此病的诱因，我们常以为过敏性紫癜有腹型紫癜一说，发作时可以腹痛、腹泻为主症，却常忽略了荨麻疹。两者发病都与自身的免疫情况相关，都因过敏而导致体内发生变态反应，过敏性紫癜是一种血管变态反应性出血性疾病，可引起广泛的小血管炎，造成出血、水肿，故而病损以皮肤瘀点、瘀斑为主；而荨麻疹多和皮肤黏膜血管发生暂时性炎性充血与大量液体渗出相关，可造成局部水肿，形成风团样皮疹，当胃黏膜受累时也可出现恶心、呕吐、腹痛、腹泻等。

因本案患儿荨麻疹时重时轻，腹痛起病时无合并风团样皮疹，极易导致本病漏诊、误诊。本病在中医属“瘾疹”的范畴，多属血热血毒，常受外风侵袭而发，治宜清热泻火，凉血解毒，拟龙胆泻肝汤加减，方中黄芩苦寒泻火，泽泻、车前草渗湿泄热、导热下行；大黄通腑泄热，与泽泻、车前草通利二便，使血中热毒自二便分消；丹皮、赤芍凉血解毒；当归、生地黄养血滋阴，邪去而不伤阴血；柴胡舒畅肝经之气，土茯苓善解热毒，于本方中加强清热解毒。左老认为，在瘾疹的治疗上，常须重视养血活血，体现“治风先治血，血行风自灭”的思想。

五、皮肤科

1. 中西结合治疗带状疱疹收奇效

◎**案例 1**　患者王某某，女，44 岁。初诊时间：2015 年 5 月 14 日。

患者自诉后背部疱疹 1 周。1 周前无明显诱因出现腰痛，后背部出现疱疹，密集成片，呈带状分布。自觉疱疹部位灼热疼痛，有瘙痒感。曾就诊于井冈山大学附属医院，治疗效果不佳。此后自行艾灸，但灼热、瘙痒、疼痛仍甚，故来我处就诊。就诊时患者左侧后背部约有 5 个大小不一的黑褐色疱疹，大便不规律，呈羊屎状。

诊断：带状疱疹。

辨证：肝火湿热证。治法：清泻肝火、清热利湿、凉血解毒。

处方：柴胡 12 g，黄芩 15 g，龙胆草 7 g，生地黄 12 g，板蓝根 15 g，金银花 15 g，延胡索 9 g，薏苡仁 30 g，防风 10 g，夏枯草 12 g，连翘 10 g，丹皮 9 g，泽泻 12 g，茯苓 10 g，甘草 5 g；共 5 剂，水煎服，每日 1 剂。

西药：① 0.9% 氯化钠溶液 100 mL+ 干扰素 1 支（300 万 U）+ 病毒唑针 2 支，混合外用。② 5% 的葡萄糖氯化钠注射液 500 mL+ 阿奇霉素针 0.5 g，静脉注射，每日 1 次。

带状疱疹多发于腰腹至胸胁部，临床上某些部位不典型的带状疱疹易被忽略而未能诊断出来。因此，我们应当灵活鉴别诊断。此例患者带状疱疹的部位主要在左侧腰背至胸胁部，以肝经循行部位皮疹水疱多见。胆附于肝，肝胆相为表里，因此本例以肝经实火为主，又有外感湿毒之邪，湿邪内蕴，形成了肝胆湿热之证。方中龙胆草泻足厥阴肝经之热；黄芩之苦寒可泻肝胆实火；泽泻、薏苡仁泻小肠、膀胱之湿。湿从小便出，则湿去热清。柴胡引诸药入肝胆，使火降热清，湿浊分清，循经所发诸症乃克，相应而愈。

【按语】 我治疗带状疱疹，外用干扰素的同时配以清泻肝胆湿热的中药。带状疱疹多由病毒感染引起，且与细胞免疫功能降低有关，干扰素作为一种免疫调节剂，起着抗病毒及提高机体免疫力的作用。临床上干扰素用于抗病毒以静脉滴注为主，然而

20年前，我在对眼部周围的带状疱疹患者大胆尝试干扰素外用，取得显著效果，此后屡试不爽。干扰素局部外用能直接作用于病毒，同时部分干扰素还可被吸收进入血液作用于全身，故能迅速控制病情，保护皮损部位，消除疼痛并防止继续感染，缩短病程，促进疱疹干燥结痂、脱落、消退。案例介绍如下。

◎案例2 患者唐某某，男，50余岁，1995年夏天因高热疼痛，左眼角周围散在米粒大小疱疹，呈簇状，曾在其他医院治疗1周仍高热疼痛，彻夜难眠，痛苦不堪，来我科住院求治，诊为带状疱疹。也是用上法治疗，用药当天晚上高热渐退，疼痛明显减轻，安然入睡；第二天体温下降至38℃以下；第三天热退至正常体温。患者涂抹外用药后疼痛就减轻，自觉很舒服。

后来我以上述方法先后共治疗40余例带状疱疹患者均显效。发病时间短，病情重，治疗早，效果越好，有的患者治疗晚，效果就差，也有少数患者留下后遗症，持续疼痛1～2年，病毒深入神经根。所以要求早期诊断、早期治疗，才能取得满意效果。

2. 痤疮验方临证医案

痤疮俗称“青春痘”，多发于青少年，影响美观，爱美之心，人皆有之，痤疮困扰青少年，为此经过反复研究使用，筛选出痤疮治疗方药如下，共收治患者50余例，均痊愈且无后遗症。

内服方：柴胡9 g，黄芩12 g，当归10 g，生地黄12 g，赤芍12 g，薏苡仁30 g，皂角刺8 g，夏枯草12 g，丹参12 g，泽泻12 g，王不留行9 g，甘草5 g。根据患者病情加减用药。

外用药：①碘伏，白天擦涂病变处，每天2次；②季德胜蛇药片，睡前外敷。

◎**案例1**　患者曹某，女，31岁；于2015年11月10日初诊。患者月经后期有4个月，每次月经推迟10余天，量可，色红，无血块；并出现颜面部痤疮，口周为甚，2个月前血常规提示白细胞下降，食欲良好，但体重下降，睡眠可，大便偏干，偶有2日1次，小便正常，舌质红苔白，脉细。诊断：①颜面痤疮；②月经不调。处方：柴胡8 g，郁金9 g，黄芩12 g，泽泻12 g，生地黄15 g，栀子10 g，当归10 g，白芍12 g，皂角刺8 g，夏枯草12 g，甘草5 g，益母草15 g，王不留行10 g，丹参12 g，薏苡仁30 g；白天外用碘伏，每天2次，季德胜蛇药片睡前外敷。服药14剂后颜面部痤疮略有好转，此后守方续服汤剂13剂，随症加减；继续使用外用药。2015年12月17日五诊，颜面部痤疮明显好转，3个月后痊愈。

◎**案例2**　患者刘某，女，27岁；2016年1月9日初诊。患者因下颌角长痤疮4月余来我科门诊就诊，月经周期正常，量少，手脚冰凉，纳寐可，二便调，舌淡苔白，脉细。处方：柴胡9 g，黄芩12 g，当归9 g，赤芍10 g，丹参12 g，生地黄12 g，夏枯草12 g，薏苡仁30 g，皂角刺8 g，甘草5 g，党参10 g，白术10 g，茯苓12 g，蒲公英15 g，共7剂；同时使用外用药。内服外用药物2个月后痊愈。

【按语】　痤疮是一种毛囊皮脂腺的慢性炎症性皮肤病，俗称“青春痘”“粉刺”，多发于青少年，部分可持续到成年。痤疮可能会导致焦虑、抑郁及皮肤永久瘢痕等各种不良后遗症，虽不致命，但会影响生活质量。

湿热体质者是痤疮最常见的患者，此类人群多因素体阳热偏盛，或过食辛辣肥甘厚味之品而发病。湿热蕴结，“郁乃痤”。湿热郁结则生毒，阻遏气机致瘀血。治以清热解毒，健脾利湿，行气活血为法。

痤疮内服方，方中薏苡仁具有利水渗湿、健脾止泻、清热排脓的功效，通过健脾以渗湿。此外，薏苡仁还具有养颜驻容、轻身延年之效。皂角刺有消肿托毒排脓之功效，皂角刺合薏苡仁以托毒外出。大多数痤疮患者因湿热阻遏气机致血瘀，需加用活血化瘀之品，故用丹参、王不留行、生地黄、赤芍、当归凉血活血化瘀；柴胡疏肝理气，使气机调畅；黄芩清热解毒。热盛时可加泽泻，泽泻合薏苡仁可利湿导热使湿热从小便而出；或加用栀子、蒲公英、夏枯草等清热药。脾胃乃后天之本，主运化水湿，气血生化之源，部分气血虚弱之人可加用四君子汤。

季德胜蛇药片主要成分有金银花、半边莲、白花蛇舌草、七叶一枝花、生大黄、木瓜、僵蚕、蝉蜕、蜈蚣、黄芩、生地黄、紫花地丁、白芍、甘草等；功能清热解毒，消肿止痛，主要用于毒蛇、毒虫咬伤。季德胜蛇药片除用于毒蛇毒虫咬伤外，亦可用于流行性腮腺炎、带状疱疹、乙肝、隐翅虫皮炎、耳郭软骨膜炎、蚕豆黄等疾病。未见文献报道将此药用于痤疮患者，痤疮患者起病多有热，而季德胜蛇药片具有清热解毒之功，故用于此类患者，疗效满意。

3. 中草药外用治疗蛇毒咬伤、皮肤痈疮肿毒显奇效

我自 1959 年到 1972 年累计上山挖中草药达 12 余年，其间跟随十余名乡间中草药医师学习，1959 年还在省中草药馆担任讲解员3月余，认识不少中草药，在临床上治疗一些患者，取得了一定经验，中草药外用对毒蛇咬伤、疮痈、疖肿、无名肿毒、皮肤病等有一定疗效。

（1）瘭疽

瘭疽，俗名蛇头疔、鱼鳅暴肚等。20世纪70年代，我曾治疗5例瘭疽患者，都是长在手指上，在未成脓前，疼痛难忍、彻夜难眠，待到化脓成熟后才能切开引流，病情才得以缓解，患者用我的外敷药后疼痛明显减轻，促使其早日成熟化脓，切开引流后达到痊愈。外用药方：盘柱南五味子（根皮）30 g，盘石龟30 g，细辛10 g，生南星10 g，生半夏10 g，十大功劳30 g，延胡索30 g，天葵子30 g，大黄30 g，紫花地丁30 g，冰片5 g；共研成粉，用食醋稀释1倍呈糊状，外敷。注意，本方中部分药物有毒，只能外用，不能内服。疾病早期肿痛可以消除，中后期可以止痛，并促进化脓成熟，切开引流减轻痛苦。上药浸酒，可以治疗蜈蚣毒虫等咬伤。

（2）皮肤瘙痒症

经我的临床经验总结，千里光治疗皮肤瘙痒症有奇效。俗语有云："有人识得千里光，世世代代不长疮"。处方：千里光30 g，苦参30 g，十大功劳30 g，土茯苓30 g，蛇床子30 g（另包），白鲜皮30 g，煎水外洗，每天2次。凡是皮肤瘙痒或是阴道瘙痒均可缓解临床症状，药水烫时可熏，待水温适宜时再洗。

（3）毛囊炎

季德胜蛇药片外用治疗毛囊炎显效。1988年盛夏，患者王某，女，22岁，产后月余。前额部布满小米粒大的毛囊炎，密密麻麻，低热3天，又是哺乳期，曾用中西药疗效不佳，特来我处诊治。我考虑患者是产妇，天气酷热，湿热郁遏，痱毒不能排泄于体外，故化热成脓，应清热解毒，让毒邪有出路，自体外排出，想到季德胜蛇药片，遂用季德胜蛇药片内服外敷。内服按说明用药。

外敷用法：将季德胜蛇药片研粉，用稀释1倍后的食醋调匀成约铜钱厚的糊状外敷，外用菜叶盖住。外敷1天后，患者热退，所有脓点全消，不留瘢痕，与正常皮肤一样，患者非常高兴，当时外科医生也感到神奇。

4. 外敷治疗血栓闭塞性脉管炎

外用方：盘柱南五味子30 g，盘石龟30 g，山八角根皮30 g，大黄30 g，生南星10 g，生半夏10 g，生川乌10 g，生草乌10 g，细辛10 g，延胡索30 g，黄连30 g，苦瓜连30 g，冰片5 g，共研干粉。注意：本方药物有剧毒，只能外敷。用法：用稀释1倍后的食醋调匀成糊状外用。我于20世纪期间用此法共治疗7 ~ 8例血栓闭塞性脉管炎患者，止痛效果较佳。

◎**案例**　20世纪70年代中期，宜春地区温汤有位男患者，50余岁，右足无名趾内侧有一绿豆大溃疡，冰冷剧痛，间歇性跛行2月余，夜晚更甚，疼痛难忍，不能入睡，服止痛药物，甚至注射哌替啶，但只能短期止痛，特来我处诊治。初诊时，患者拄着拐杖，痛苦面容，自诉疼痛，彻夜难眠，体形消瘦，脉细弦，舌红苔薄白，右足背动脉内踝动脉微细，甚至摸不清楚，足背皮肤青紫，冰冷剧痛；有吸烟史。中药用阳和汤出入，重用黄芪，每剂50 g，要求患者戒烟、戒酒、保暖，入院当晚，疼痛明显减轻，未用止痛药，能睡 2 小时，次日患者心情舒畅，在我院治疗 3 月余，出院时体重增加 6 ~ 7 斤，溃疡面全部愈合，丢掉拐杖出院。

之后我以上述方法陆续治疗了来自景德镇、南昌市、吉安市患者约 8 例，都取得较好疗效，止痛效果明确。

5. 蛔虫感染致皮肤奇痒治疗案例

1985 年春，患儿男，7 岁，全身奇痒难忍，皮肤粗糙，被抓得血迹斑斑，曾到儿科、皮肤科治疗，均无效，经介绍来我处诊治。如果是一般皮肤瘙痒，经治疗后早就该痊愈，我想起在农村参加医疗队时，开展除害灭病工作，看到农村患钩虫病和蛔虫感染的患者很多，而蛔虫感染患者中有部分人也会出现皮肤瘙痒症。于是，我查看该患儿是否有蛔虫卵，结果发现较多蛔虫卵，遂明确诊断是蛔虫感染引起的皮肤瘙痒症，并进行驱蛔虫治疗。药用宝塔糖和中药乌梅丸加大黄出入，患儿用药 3 天后症状明显好转，1 周后瘙痒全无。

经验方剂篇

一、内科方

1. 肝炎

治则：清热利湿、利胆退黄、行气化瘀、利水去浊。

中药：茵陈蒿汤加减（若有黄疸用茵陈蒿汤全方）。处方：茵陈 30 g，郁金 10 g，枳实 10 g，金钱草 15 g，垂盆草 15 g，板蓝根 15 g，泽泻 15 g，虎杖 15 g，丹参 15 g，甘草 5 g；根据患者病情，可加用马鞭草 12 g、马蓝 12 g；若有黄疸，另加栀子 10 g、大黄 9 g。

西药：拉米夫定 1 盒，每次 1 粒，每天 1 次；或替比夫定 1 盒，每次 1 粒，每天 1 次；或阿德福韦酯 1 盒，每次 1 粒，每天 1 次。维生素 C 1 瓶，每次 2 粒，每天 3 次。

以上用药方案对甲肝、乙肝、丙肝均有效，其中对甲肝疗效最好，长治久安，患者可很快恢复正常肝功能，增加食欲。

◎自拟肝炎方：茵陈 30 g，郁金 10 g，金钱草 15 g，垂盆草 15 g（成年人用量），板蓝根 15 g，泽泻 15 g，虎杖 15 g 丹参 15 g，甘草 5 g；根据患者病情，可以加用马鞭草 15 g，马兰 12 g；黄疸型肝炎要用茵陈蒿汤，即茵陈 30 g，栀子 10 g，大黄 9 g（另包）。

注：上述中药方剂对上述五型肝炎均有效，一般服用 30 剂

后肝功能即可恢复正常，临床症状可基本消失。后继续服用中药15天巩固疗效。

2. 肾炎

儿童急性肾炎早期正规化、规范化、系统化治疗可以痊愈。

（1）前期治则：淡渗利湿、利水消肿。

中药：六味地黄丸加金银花、连翘出入。处方：生地黄10 g，泽泻12 g，茯苓10 g，金钱草15 g，车前草30 g，白茅根15 g，牡丹皮9 g，蝉蜕6 g，金银花15 g，连翘10 g，小蓟12 g，薏苡仁30 g，甘草5 g。

（2）后期治则：补气补血、扶正祛邪、攻补兼施。

中药：上述处方加用黄芪30 g，党参15 g，当归10 g，丹参12 g。

西药：维生素C 1瓶，每次2粒，每天3次。

3. 过敏性紫癜、紫癜性肾炎（有小便异常）

治则：清热利湿解毒。

中药：金银花15 g，连翘10 g，牡丹皮9 g，生地黄10 g，茯苓10 g，泽泻12 g，薏苡仁30 g，车前草30 g，金钱草15 g，白茅根15 g，当归10 g，蝉蜕6 g，紫草10 g，小蓟10 g，甘草5 g。

西药：维生素C 1瓶，每次2粒，每天3次；小儿碳酸钙D_3（迪巧）1盒，每次1粒，每天3次。

4. 慢性结肠炎

治则：健脾化湿、助运止泻。

中药：黄芪30 g，党参15 g，白术10 g，茯苓10 g，藿香10 g，厚朴10 g，黄芩12 g，黄连7 g，陈皮7 g，山药15 g，半夏

9 g，甘草 5 g；腹痛者，加用延胡索 10 g、郁金 9 g。

5. 风湿关节炎

治则：祛风除湿止痛。

中药：桂枝芍药知母汤加减。处方：熟地黄 12 g，当归 10 g，白芍 12 g，川芎 9 g，枳壳 10 g，丹参 15 g，延胡索 10 g，郁金 10 g，桂枝 8 g，生石膏 30 g，知母 10 g；病情较久者，可加用全蝎 5 g、蜈蚣 1 条。

6. 类风湿关节炎

本病属结缔组织病的一种，属中医尪病的范畴，疾病后期容易出现十指（趾）关节畸形。

治则：活血化瘀、通络止痛。

中药：桃红四物汤加减。处方：当归 10 g，白芍 10 g，熟地黄 12 g，黄芪 30 g，白术 10 g，川芎 9 g，延胡索 9 g，郁金 10 g，防风 9 g，丹参 15 g，桃仁 9 g，红花 7 g，鸡血藤 10 g，白芷 10 g，全蝎 4 g，蜈蚣 1 条，甘草 5 g。

浸酒药：将生地黄 1000 g、全蝎 50 g 放在谷烧酒 4kg 内浸泡 1 个月后方可饮用；每次 15 mL，每天 2 次。

7. 痛风（急性期）

治则：清热解毒、利尿排毒。

中药：桂枝芍药知母汤合白虎汤加减。处方：生石膏 30 g，知母 10 g，生地黄 10 g，白芍 12 g，桂枝 7 g，防风 10 g，薏苡仁 30 g，茯苓 10 g，延胡索 10 g，郁金 10 g，荆芥 10 g，泽泻 12 g，丹参 10 g，金银花 15 g，连翘 10 g，车前草 30 g，甘草 5 g。

8. 心痹

治则：养心通脉、活血通络。

中药：生脉饮合桃丹饮加减。处方：党参 15 g，麦冬 10 g，五味子 8 g，瓜蒌皮 9 g，薤白 9 g，黄芪 30 g，白术 10 g，防风 10 g，丹参 12 g，粉葛 30 g，当归 10 g，熟地黄 10 g，甘草 5 g。

西药：维生素 $B_1$1 瓶，每次 2 粒，每天 3 次。

9. 贫血

治则：益气养血

中药：八珍汤加减。处方：黄芪 30 g，熟地黄 12 g，当归 10 g，白芍 10 g，党参 15 g，白术 10 g，茯苓 10 g，枸杞子 15 g，黄精 12 g，甘草 5 g，阿胶 8 g（另包）。

10. 支气管炎、肺炎、哮喘（有痰、喘、咳）

治则：清肺化痰、止咳平喘。

中药：麻杏石甘汤加减。处方：炙麻黄 8 g，杏仁 10 g，浙贝母 10 g，桔梗 9 g，金银花 15 g，连翘 10 g，柴胡 9 g，黄芩 12 g，荆芥 10 g，防风 9 g，半夏 9 g，枳壳 10 g，板蓝根 15 g，生石膏 24 g，葶苈子 10 g，甘草 5 g。

11. 急性胃肠炎（上吐下泻）

治则：解表化湿、理气和中。

中药：藿香正气散合黄连解毒汤加减。处方：藿香 10 g，厚朴 10 g，白术 10 g，茯苓 10 g，半夏 9 g，黄连 9 g，黄芩 12 g，荆芥 10 g，桔梗 9 g，甘草 5 g。

12. 虚性眩晕

常见病因包括：自主性神经功能紊乱；焦虑；美尼尔综合

征等。

中药：守中汤。功用：益气强心，脾肾双补。

方歌：四君去草枸菊山，生地麦冬一同餐。

处方：党参12，白术10 g，茯苓10 g，麦冬9 g，枸杞子12 g，菊花7 g，淮山药15 g，生地黄10 g。加减：失眠者加枣仁12 g；眩晕重者加泽泻12 g；恶心呕吐者加法半夏9 g。

二、外科方

1. 急性乳腺炎

治则：清热解毒、疏肝理气、通乳散结。

中药：五味消毒饮加减。

处方：陈皮30 g，橘核15 g，柴胡12 g，黄芩12 g，炒麦芽30 g，王不留行15 g，野菊花15 g，金银花15 g，丹皮9 g，蒲公英10 g。

加减：若伴高热烦渴，加用生石膏30 g、知母10 g；若伴大便秘结，加用大黄7 g、枳实10 g；若有外感，加用荆芥10 g、防风9 g。

上述方剂配合理疗效果更佳；白细胞计数高者，用抗生素消炎。发病3日内显效；发病1周内治疗有效；越早用药疗效越好，成脓后效差。

2. 痈疽、深部囊肿

治则：清热解毒、祛瘀排脓、托里排毒。

中药：五味消毒饮合降痈活命饮。处方：金银花15 g，连翘10 g，当归10 g，黄芪30 g，丹参15 g，野菊花15 g，蒲公英

10 g，制没药 7 g，天花粉 10 g，甘草 5 g。

3. 带状疱疹

治则：清利湿热、解毒止痛。

中药：龙胆泻肝汤加减。处方：柴胡 10 g，黄芩 12 g，当归 10 g，生地黄 10 g，白芍 10 g，延胡索 10 g，郁金 10 g，金银花 15 g，连翘 10 g，薏苡仁 30 g，丹皮 9 g，甘草 5 g。

外用方（交替使用，经常外搽）：生理盐水 100 mL+ 利巴韦林 2 支 + 庆大霉素 8 万 U；生理盐水 100 mL+ 干扰素 300 万 U（抗病毒、消炎、止痛）。

4. 荨麻疹

治则：清热、除湿、退疹。

中药：龙胆泻肝汤加减。处方：栀子 9 g，黄芩 12 g，柴胡 9 g，泽泻 12 g，车前草 30 g，路路通 6 g，当归 10 g，生地黄 10 g，土茯苓 15 g，甘草 5 g，丹皮 9 g，黄芪 30 g，白术 10 g，防风 9 g，薏苡仁 30 g。加减：若伴大便秘结，加用大黄 7 g、枳实 10 g。

西药：维生素 C 1 瓶，每次 2 粒，每天 3 次；小儿碳酸钙 D_3（迪巧），每次 2 粒，每天 3 次；酮替芬，每次 0.5 片，每天 2 次。

外洗方：苦参 30 g，黄柏 30 g，土茯苓 30 g，白鲜皮 30 g，千里光 30 g，蛇床子 30 g。

5. 急性阑尾炎

治则：清热解毒、散结消肿。

中药：大黄牡丹汤合白花蛇舌草。处方：大黄 4 g（后下），芒硝 5 g（溶服），桃仁 10 g，丹皮 9 g，莱菔子 30 g，金银花 15 g，白花蛇舌草 40 g，延胡索 10 g，郁金 10 g，木香 7 g，枳壳 9 g。

6. 肠梗阻

治则：通腑开闭、活血祛瘀。

中药：桃仁承气汤加莱菔子。处方：大黄 5 g，枳实 10 g，厚朴 10 g，桃仁 9 g，芒硝 5 g(溶服)，甘草 5 g，莱菔子 30 g，赤芍 10 g，延胡索 10 g；口服小麻油 50 mL。

7. 肠套叠

治则：泻热通腑、缓急止痛。

中药：大柴胡汤加减。处方：柴胡 9 g，黄芩 12 g，枳实 10 g，厚朴 10 g，白芍 15 g，黄连 7 g，金银花 15 g，大黄 5 g，甘草 5 g。

注：及时请外科会诊。

8. 肠粘连

治则：清肠解毒、宽肠理气、活血通络。

处方：柴胡 9 g，当归 10 g，生地黄 10 g，白芍 10 g，黄连 7 g，莱菔子 30 g，延胡索 9 g，枳实 10 g，桃仁 9 g，甘草 5 g。

9. 肠痉挛

治则：理气、解痉、止痛。

中药：枳实 10 g，厚朴 10 g，白芍 15 g，当归 10 g，大黄 4 g（另包），广木香 7 g，砂仁 5 g，延胡索 9 g，甘草 5 g。

针灸：关元，中脘，天枢，足三里，上巨墟，阿是穴。

10. 胆道蛔虫

治则：疏肝、安蛔、止痛。

中药：乌梅丸加减。处方：柴胡 9 g，川楝子 9 g，延胡索 9 g，郁金 9 g，赤芍 10 g，乌梅 8 g，茵陈 30 g，黄芩 15 g，丹参 15 g，莱菔子 30 g，甘草 5 g。

西药：阿苯达唑 2 片，口服，每天 1 次。

针灸：胆俞，迎香透四白，脾俞，中脘透梁门，大横，期门，太冲，足三里，阿是穴。

11. 毛细血管炎

治则：清热解毒、软坚散结、活血通络。

中药：生地黄 15 g，茯苓 10 g，泽泻 12 g，丹皮 10 g，延胡索 10 g，郁金 10 g，丹参 15 g，桃仁 10 g，红花 7 g，金银花 15 g，连翘 10 g，赤芍 12 g，甘草 5 g。

三、妇科方

1. 痛经

治则：疏肝养血、理气止痛。

中药：当归芍药散合失笑散加减。处方：当归 10 g，白芍 10 g，川芎 9 g，延胡索 10 g，郁金 9 g，益母草 10 g，柴胡 9 g，五灵脂 7 g，蒲黄 7 g，枳实 9 g，甘草 5 g。

2. 月经不调

治则：疏肝养血。

中药：逍遥散加减。处方：柴胡 9 g，当归 10 g，白芍 10 g，茯苓 10 g，白术 10 g，甘草 5 g，枸杞 12 g，黄精 12 g，益母草

10 g，王不留行 9 g。加减：月经量少者，加用黄芪 30 g、党参 15 g；月经过多者，加用仙鹤草 10 g、茜草 9 g；崩漏者，加用龟鹿二仙膏，即红参 3 g、枸杞 12 g、龟胶 8 g、鹿胶 8 g。

3. 闭经

治则：理气活血、祛瘀通经。

中药：逍遥散加减。处方：柴胡 9 g，当归 10 g，白芍 10 g，党参 15 g，茯苓 10 g，白术 10 g，熟地黄 12 g，川芎 9 g，甘草 5 g，益母草 10 g，桃仁 9 g，红花 7 g，丹参 12 g，枳实 10 g，王不留行 9 g，黄芪 30 g。

4. 不孕

治则：补益气血。

中药：八珍汤加减。处方：熟地黄 12 g，白芍 10 g，当归 10 g，川芎 9 g，黄芪 30 g，党参 15 g，茯苓 10 g，白术 10 g，甘草 5 g，枸杞 12 g，砂仁 5 g，制香附 9 g，丹参 15 g。

5. 先兆流产

治则：益气安胎、养血安胎、和胃安胎、清热安胎、补肾安胎、解表安胎。

中药处方：黄芪 30 g，党参 15 g，白术 10 g，法半夏 9 g，砂仁 5 g，黄芩 10 g，菟丝子 10 g，寄生 10 g，杜仲 10 g，枸杞 12 g，苏叶 9 g，艾叶（姜炒）10 g，甘草 5 g，荆芥 9 g，防风 9 g；根据患者病情可加当归身 9 g。

注：动态观察黄体酮、HCG，决定黄体酮的用法剂量。

6. 乳汁过少

治则：益气养血、通络生乳。

中药：通乳丹加减。处方：黄芪 30 g，当归 10 g，党参 15 g，生地黄 10 g，天花粉 10 g，小通草 6 g，枸杞 15 g，丹参 12 g，王不留行 9 g。

注：不用甘草、不吃猪肝。

7. 子宫复旧

治则：养血祛瘀、温经止痛。

中药：生化汤加减。处方：当归 10 g，川芎 9 g，桃仁 9 g，甘草 5 g，炮姜 5 g，枳壳 10 g，柴胡 9 g，益母草 10 g，黄芪 30 g，党参 15 g，王不留行 9 g。

8. 缩乳方

治则：疏肝理气、回乳消胀。

处方：陈皮 30 g，炒麦芽 30 g，甘草 10 g，柴胡 9 g，枳实 9 g，莱菔子 30 g，郁金 10 g，橘核 15 g，川牛膝 12 g。

9. 产褥热

治则：解表清热。

中药：大柴胡汤加减。处方：柴胡 12 g，黄芩 15 g，半夏 9 g，荆芥 10 g，青蒿 12 g，金银花 15 g，连翘 10 g，板蓝根 15 g，生石膏 30 g，知母 10 g，甘草 5 g。

10. 妊娠恶阻

治则：和胃降逆止呕。

处方：黄芪 30 g，党参 15 g，白术 10 g，茯苓 9 g，黄芩 10 g，菟丝子 10 g，法半夏 9 g，生姜 3 片，木香 6 g，砂仁 5 g，苏梗 7 g，甘草 5 g，防风 8 g。

西药：维生素 B_6 1 瓶，每次 2 粒，每天 3 次。

11. 乳腺炎

治则：清热解毒，疏肝理气，消肿散结。

处方：陈皮 30 g，橘核 15 g，柴胡 12 g，黄芩 12 g，王不留行 10 g，炒麦芽 30 g，赤芍 9 g，野菊花 15 g，金银花 15 g，蒲公英 15 g，生石膏 30 g，知母 12，甘草 5 g。

四、儿科方

1. 风寒头痛

治则：疏风散寒止痛。

中药：川芎茶调散加减。处方：川芎 9 g，荆芥 10 g，防风 9 g，羌活 10 g，粉葛 30 g，蔓荆子 10 g，延胡索 10 g，郁金 10 g，菊花 7 g，白芷 10 g，甘草 5 g。

注：本方适用于 5 岁以下患儿。

2. 新生儿黄疸（阳黄）

治则：清热利湿退黄。

中药：茵陈蒿汤加减。处方：茵陈 5 g，郁金 3 g，栀子 4 g，枳壳 4 g，金钱草 5 g，虎杖 4 g，垂盆草 4 g，泽泻 4 g，大黄 0.3 g（另包），丹参 3 g，板蓝根 4 g，甘草 2 g。

3. 小儿厌食

治则：补气健脾开胃。

中药：四君子汤合焦三仙加减。处方：党参 6 g，白术 6 g，茯苓 6 g，南山楂 4 g，麦芽 7 g，山药 7 g，神曲 7 g，甘草 3 g。

西药：小二复方四维亚铁散，每次 1 包，每天 2 次；葡萄糖酸锌钙口服液，每次 1 支，每天 2 次。

注：治疗期间可给予患儿米汤口服。米汤既有营养，又可止泻，还可以保护胃肠黏膜。

4. 风寒感冒

治则：祛风散寒、辛温解表。

中药：荆防败毒散加减。处方：柴胡 5 g，黄芩 6 g，荆芥 7 g，防风 7 g，半夏 4 g，金银花 8 g，连翘 7 g，麻黄 5 g，杏仁 7 g，桔梗 4 g，甘草 3 g，生石膏 15 g，知母 6 g。

注：本方适用于由病毒引起的、有发热的，5 岁以下感冒患儿。

5. 风热感冒

治则：疏风清热解毒。

中药处方：金银花 8 g，连翘 6 g，柴胡 5 g，黄芩 6 g，羌活 4 g，板蓝根 6 g，生石膏 15 g，知母 5 g，甘草 3 g，荆芥 6 g，防风 6 g；如有便秘，加用大黄 3 g（另包）、枳壳 5 g、青蒿 6 g。

注：以上用法用量适用于病毒引起的感冒、3 岁患儿。患儿服药，最多 3 剂可热退；若服药 3 剂仍未退热，应进一步找原因。

6. 新生儿便秘

治则：消积导滞通便。

中药：枳实导滞丸加减。处方：大黄 1 g（另包），枳实 3 g，厚朴 3 g，半夏 3 g，藿香 3 g，神曲 6 g，麦芽 6 g，南山楂 3 g，莱菔子 6 g，甘草 2 g，白术 2 g。

7. 小儿泄泻

治则：健脾益气、助运止泻。

中药：参苓白术散加减。处方：党参6 g，白术5 g，茯苓5 g，藿香5 g，厚朴5 g，广木香4 g，砂仁3 g，黄芩6 g，山药8 g，半夏4 g，甘草3 g。

◎**附** 小儿寒湿泄泻（肠炎）治法

小儿外感寒湿三邪，侵袭肠胃，致脾失健运，升降失调，清浊不分。

治则：祛湿健脾，解表散寒。

处方：藿香4 g，厚朴4 g，党参5 g，白术5 g，茯苓5 g，木香3 g，砂仁2 g，葛根6 g，黄芩5 g，神曲5 g，山楂4 g，麦芽6 g，荆芥5 g，甘草2 g。

以上为1岁内小孩用量，对于年龄相对较大的少年儿童，可适当增大剂量。

该治法同样适用于夏季腹泻、秋季腹泻、营养不良性腹泻等，有显著疗效。除药物治疗外，为促进患儿康复，饮食上建议服用米汤。米汤既有营养，又易吸收，适宜中国人体质，还可以保护胃肠黏膜、减轻胃肠黏膜充血水肿、促进胃肠功能恢复，从而达到止泄的目的。

8. 小儿营养不良（缺钙）

治则：健脾开胃。

中药：四君子汤加减。处方：党参6 g，白术6 g，茯苓6 g，南山楂4 g，麦芽7 g，神曲7 g，山药7 g，鸡内金3 g，陈皮3 g，黄芪5 g，甘草3 g。

西药：小儿复合四维亚铁散，每次1包；每天2次；葡萄糖酸锌钙口服液，每次1支，每天2次。

9. 小儿夏季热

治则：清暑益气、养阴生津。

中药：王氏清暑益气汤加减。处方：石斛 5 g，麦冬 6 g，生地黄 6 g，淡竹叶 5 g，知母 5 g，生石膏 12 g，甘草 3 g，黄芩 5 g，藿香 6 g，玄参 5 g，厚朴 4 g。

五、传染病方

1. 流行性乙型脑炎

流行性乙型脑炎（乙脑）属中医温热病范畴，多属暑温，来势凶猛，变化多端，病死率高，致残者多，无特效疗法。临床表现主要为高热、神昏、惊厥、痰多、呼吸道症状等。

20 世纪 50 年代至 80 年代，对乙脑真是“谈虎色变”。我院每逢夏秋季节，儿童患此病者众多，儿科大部分病床住的就是乙脑患者。随着乙脑疫苗的出现，在国家政策的指导下，无论农村、城市儿童现已实现全部接种，逐渐控制病毒传播。中西医结合治疗乙脑，有效提高了治愈率，降低了病死率、致残率，缩短了病情。虽然目前临床已很少见到乙脑患儿，但其诊疗思路仍有助于临床工作人员应对类似病情。现将恩师肖老治疗乙脑的宝贵有效经验记录下来，供大家参考。

对乙脑患儿按卫、气、营、血辨证论治。

（1）卫分：重视偏热与偏湿。

治则：辛凉解表，祛暑透邪。

处方：金银花 15 g，连翘 12 g，柴胡 8 g，竹叶 9 g，芦根 20 g，板蓝根 20 g，大青叶 20 g，桑叶 9 g，菊花 9 g，牛蒡子 9 g，

黄芩 12 g，甘草 5 g；夹湿者加藿香 10 g，苍术 10 g，佩兰 10 g。

（2）气分：加用白虎汤，而且要重用。乙脑患儿一般病情变化迅速，经发病时往往是卫气同病，因此不要等到气分病症状出现才加用白虎汤。

治则：表里双解，清热解毒；用辛凉重剂。

中药处方：石膏 50 ~ 100 g，知母 12 g；另外可加柴胡 8 g。

（3）营分。

治则：清营解毒，芳香开窍。

中药：清营汤和安宫牛黄丸或紫雪丹、猴枣散等出入。

处方：犀角 6 g，生地黄 15 g，玄参 10 g，金银花 15 g，连翘 12 g，板蓝根 20 g，生石膏 50 g，知母 10 g，黄芩 12 g，淡竹叶 10 g，藿香 10 g，甘草 5 g；羚羊角粉 1 支（水牛角代替），1 天 2 次。

（4）血分。

治则：凉血解毒，开窍豁痰。镇肝息风诸法辨症治疗，如加用羚羊钩藤汤或三甲复脉汤加减。

处方：犀角 6 g，石膏 50 ~ 100 g，知母 12 g，金银花 12 g，连翘 10 g，黄连 6 g，黄芩 7 g，丹皮 9 g，生地黄 12 g，全蝎 6 g，僵蚕 6 g，赤芍 9 g。

注：中医“凉开三宝”中的安宫牛黄丸、至宝丹，可用于患者营分、气分病期；待热退、神清，可停服。猴枣散功用为清热化痰、开窍镇静，用药时机亦是如此，用法为每天 2 次，每次 1 ~ 2 支。需要注意的是，安宫牛黄丸、至宝丹和猴枣散均有毒，不能长期服用，中病即止，以免中毒。

2. 三黄合剂治疗伤寒

伤寒又称肠伤寒，是一种由伤寒沙门菌感染引起的急性肠道传染病。临床表现主要为持续高热、表情淡漠、消化道症状、相对缓脉、肝脾肿大、玫瑰丘疹、白细胞减少；血细菌（沙门氏菌）培养阳性，肥达反应阳性等。

三黄合剂加减：大黄 3 g，黄连 9 g，黄芩 12 g，柴胡 12 g，藿香 10 g，厚朴 9 g，枳壳 9 g，白芍 10 g，甘草 5 g。功效：清肠解毒，燥湿泻热。主治：湿温伤寒（伤寒）。

大黄是泻郁热，非为攻泻肠中积滞而设。肖老在此用大黄的目的：对于局部可达清肠、消炎之效；对于全身可达清血解毒之效。大黄使用方法：伤寒患者自始至终均可服用，但大黄用量要小，每剂 3 g；当患者热退苔化，至稳至当后，可停用大黄。

西医有针对肠伤寒细菌的抗生素，能更好地战胜疾病，中西医结合可有效缩短病程，减少并发症，提高治愈率。

除积极治疗外，对患者的正确护理也很重要。俗语云：“饿不死的伤寒”，是因为肠伤寒常见的并发症为肠出血、肠穿孔，一旦出现，预后多凶险。皆因肠伤寒患者肠道出现炎症、溃烂，肠壁变薄。若饮食不慎，很容易引起肠出血和肠穿孔，因此患者的饮食应以流质、半流质饮食，或少吃为宜。

3. 三黄合剂治疗细菌性痢疾

细菌性痢疾临床表现主要为发热，腹痛，左下腹疼痛。腹泻一日可超过 10 余次，量少，脓血便等。

三黄合剂加减：大黄 7 ~ 9 g，黄连 9 g，黄柏 9 g，柴胡 12 g，黄芩 12 g，藿香 10 g，枳壳 10 g，广木香 7 g，厚朴 10 g，

甘草 5 g。功效：清肠解毒，通腑泄热。

“痢无止法”，治疗时应将痢疾杆菌、毒素，以及其代谢产物、肠道腐败物质尽快从体内排到体外去，以减少毒素对身体的毒害，消除肠道炎症。因此，在用药上需加大大黄的用量，增加清利下焦湿热之黄柏，以促进肠道早日恢复功能。

值得重视的是，中毒性细菌性痢疾（暴痢）多发于平素身体健康、强壮的儿童，少数成年人因治疗不当或误诊亦有出现。该病来势凶猛，变化多端，表现为高热、神昏、抽搐、不排便，对于这类患者一定要做大便相关实验室检查，对诊断很有价值。治疗采用中西医结合的方式，包括抗菌消炎、输液扩容、抗休克、水盐电解质平衡，清肠解毒等，方能转危为安。我曾抢救过几例该病患者，其中 1 位因缺钾导致的腹胀大如鼓，参考上述方法均痊愈。

拾遗篇

一、明察秋毫，转危为安

1. 气管异物

◎**案例**　患者曾某某，男，3岁，20世纪80年代末夏季，下午下班时来病房就诊，未见其人，先闻其声似鸡叫，我首先就考虑是气管异物。其母告知，当天下午，小孩因吃花生、打闹，追跑过程中跌了一跤，致喉中发出异样声音，烦躁不安，吞咽不适，呼吸困难，我立即带患者去X光室，又是透视，又是拍片，初步诊断为气管异物，立即住院治疗，并告之危害性。当即去上级医院取小儿支气管镜来进行治疗，取出半粒破碎了的花生米，症状立即消失，但每年季节变换时易引起咳嗽，随访20余年身体健康，4年前还特地从佛山来看望我。

2. 高血压中风

◎**案例1**　患者王医师，女，60余岁，20世纪80年代初，素患高血压，嗜食膏粱厚味，性情急躁。某天下午，肖老找我说："左医师，不好了，快点，王医师昏迷不醒了，快去！"我立即带着学生赶去，只见王医师昏迷不醒，口吐泡沫，立即让患者平卧，头歪向一侧，测血压高达200/110 mmHg。立即注射1支利血平，并用担架由学生抬进病房，后经中西药抢救，转危为安，未留下明显后遗症。8年之后又有一次中风昏迷，抽痉、喉中痰鸣、痰多，大便症结，3 日未解，血压高达 210/110 mmHg，脉弦硬，舌红苔黄。还是采取上述的抢救措施，进入内科病房。内科主任跟我说：“左医师，这次你师母中风，看你还有办法抢救过来么？”我说：“试试看。”治疗原则为平肝息风，清热泻火祛痰开窍，这两次中药相同，用了中药的三宝之一，安宫牛黄丸，同仁堂的地道药材，每天两次，每次半粒化服。羚羊角粉每次 1 g，每天两次，只要高热、神昏、抽痉、痰多，四个症状中具备任何一个症状就可以用，一直用到患者清醒、无抽痉、痰明显减少为止再停药。

中药基本方：黄芩 12 g，大黄 9 g（另包），枳实 7 g，生地黄 12 g，白芍 12 g，法半夏 9 g，石菖蒲 10 g，菊花 9 g，蔓荆子 9 g，玄参 15 g，怀牛膝 10 g，钩藤 9 g，甘草 5 g，随症加减。

◎**案例 2**　患者王某某，男，61 岁，20 世纪 90 年代初夏季，因突然头晕，四肢软弱乏力，步履不稳，便意频频，脉象弦洪大有力，遂问患者既往病史，其诉有高血压病史，测血压高达 110/200 mmHg，烦躁，却坚持自己上厕所，我说：“你不能起身上厕所，应立即卧床。”患者不听劝阻，执意起身，随即摔倒在干部病房。我安抚他说：“你不能急躁，要大便就在床上解决，不要紧，再换一套被套床单就行。”同时立即给他肌内注射利血平 1 支，30 分钟后测血压下降到 100/180 mmHg，患者情绪也安静下来，不想解大便了。后转入中医科治疗，病情平稳，直至 80 余岁因患他病去世。

对于高血压中风患者，不能搬动，也不能震动，由一个人保护患者头部不要动，不要用手推车（只能用担架抬），以免震动，尽快降压，处理及时，用药得当，就多一线生机。

二、经验教训，都是财富

◎**案例 1**　20 世纪 70 年代初，某夏天，患者王某，男，30 余岁，曾因故被人打伤，后每逢季节变化旧伤发作，疼痛难忍，后求治于民间草药师给他一枝草药，嘱咐其研磨草药 3 圈后，服用磨出的药水，并嘱其不可多服，但当日下午患者服用过量，很快自觉心慌、心悸，随即昏迷。请医院内、外科医师会诊抢救，但均不认识此药，院领导就要我去确认。我一看认出是雪上一枝蒿，院领导问我怎样抢救。我说："雪上一枝蒿是云南出产，有剧毒，和川乌、草乌是同一科属，但比川乌、草乌毒性大 5 ~ 10 倍，可按川乌、草乌中毒方法抢救。"遗憾的是，患者最终因中毒太深抢救无效去世，这是血的教训。

◎**案例 2**　20 世纪 70 年代末，峡江送来一昏迷患者，男，18 岁。因腰痛误服草药致昏迷 1 天，来我院抢救，请我会诊。我见到草药认出是四大天王，服用中毒后无特效药，之后患者因生物碱中毒抢救无效去世。这又是 1 例血的教训。

◎**案例 3**　20 世纪 70 年代末，患者男，18 岁。因患癫痫，听人说夹竹桃有效，服药后心慌、心悸、胸闷、全身乏力，住院治疗，请我会诊。我说夹竹桃与西药强心药作用类似，可按西药强心药中毒方法抢救，万幸患者服用量不大，之后治愈出院。

【按语】　未入药典的草药要慎用，尤其是剧毒草药不要用，以免出现意外。

另外，川乌、草乌、马钱子等中毒报道经常发生，近来木通、细辛、白果、首乌、大黄等中毒也有报道，要提高警惕。

三、中医被忽略之处——中医急救

我作为江西省名老中医肖俊逸的学生、助手和传人，曾运用肖老的学术思想和临床经验，独立完成对患者的诊断、治疗、资料的收集，现将中医急救内容分享如下。

1. 中西医结合抢救中毒性菌痢 1 例

◎**案例** 患者魏某，女，53 岁，营业员。因发热腹泻伴呕吐 16 小时于 1997 年 7 月 8 日急诊入院。

患者于 1997 年 7 月 7 日在家劳累了 1 天后又吃了不洁食物，至下午 5 时许出现头痛、畏寒、发热、神疲乏力，食欲不振，解稀便 3 次，量不多，呕吐黄色液体 2 次。今晨 6 时许出现腹痛，腹泻，呈水样大便，每小时 5 ~ 6 次，伴里急后重，头痛，发热，恶心呕吐，烦躁不安，呼吸急促，面色无华，时而惊厥，嗜睡，进而昏迷，送急诊科抢救。

体格检查：体温 42℃，呼吸 28 次 / 分，脉搏 120 次 / 分，血压 76/60 mmHg，神志不清，面色苍白，大汗淋漓，四肢厥冷，瞳孔等大等圆，对光反射存在，口唇发绀，两肺呼吸音粗，未闻及干湿啰音，心界不大，心率 120 次 / 分，心音低钝，律齐，心尖区可闻及Ⅱ级收缩性杂音，腹部膨胀，肠鸣音亢进。血常规：白细胞计数 25.4×10^9/L（N 0.90，L 0.10），红细胞计数 3.56×10^{12}/L，血红蛋白 107 g/L，血小板计数 38×10^9/L。大便常规：黄稀，黏度 +，无肉眼可见血便；镜下脓球 4+，白细胞 +，红细胞 0 ~ 1/HP，上皮细胞 2+。肾功能正常，钾、钠、氯、钙均在正常范围。西医诊断：中毒性菌痢并休克。当即采取输氧、补充血容量、纠正酸中毒、升高血压、调节微循环、抗惊厥、抗痢疾等治疗，并用冰块冷敷和复方冬眠灵降温。

1997 年 7 月 8 日上午 11 时，症见：高热，神昏，烦躁，四肢抽搐，大汗淋漓，肢端厥冷，口唇、指甲青紫，舌质红、苔黄厚，脉微细数。证属疫毒痢，疫毒之邪，伤人最速，熏灼肠道，耗伤气血，故腹痛、腹胀、腹泻、里急后重，壮热，烦躁，神昏抽搐，舌质红，苔黄厚，均为热毒深入心营，蒙闭清窍的闭证。而大汗淋漓，肢端厥冷，脉微细是气阴两脱、内闭外脱之险症。急拟强心生脉、清肠解毒、通腑泄热、醒神开窍、息风止痉之法，固脱与开闭并进。处方：黄连 9 g，黄芩 12 g，大黄 12 g（后下），柴胡 12 g，法半夏 10 g，赤芍 15 g，厚朴 10 g，黄柏 12 g，枳实 10 g，莱菔子 20 g，秦皮 15 g，白头翁 30 g。每 4 小时服药 1 次，日服 2 剂。因患者昏迷，服药困难，故同时采用鼻饲及中药保留灌肠。灌肠处方：大黄 20 g，黄连 10 g，黄柏 12 g，莱菔子 20 g，枳实 12 g。另用西洋参 6 g、麦冬 30 g 煎水送服安宫牛黄丸半粒。

中药内服及灌肠 1 小时许患者解出污秽稀便一大堆，腹胀顿减。经抢救患者于当日下午 4 时神志渐苏，肢端转暖，唇甲青紫减退，热势渐退，血压回升至 100/60 mmHg，当日晚 8 时患者神清，肢温，24 小时内共用大黄 40 余克。

次日复诊：热退症和，尚有腹胀，腹泻一日 4 ～ 5 次，舌红苔黄，脉细数。余邪未清，继服白头翁汤合三黄泻心汤加减：白头翁 30 g，秦皮 10 g，黄连 9 g，川柏 12 g，莱菔子 15 g，厚朴

10 g，枳实 10 g，大黄 12 g，黄芩 12 g。继服 3 剂，诸症悉除。

体会：痢疾起病，大多由于饮食不慎，复感暑湿之邪，则积食、气血郁阻而成，故有“无积不成痢”之说，其中疫毒痢来势凶猛，因热由毒生，症因毒变，故急用通下导滞，这就是“通因通用”之法。即使出现阳气外脱，亦应及早使用大黄通泄里热，减少胃肠积滞，改善血液循环，减低毛细血管通透性，促使新陈代谢，使细菌与毒素排出体外，防治肠源性内毒素休克，并防治肺部受损伤。治疗疫毒痢自始至终可使用大黄，并无流弊，反增疗效，本文重用大黄抢救而使病例脱险。

对于休克气阳两脱患者，同时使用生脉汤益气固脱，在益气固脱、稳定回升血压、促进病情好转、改善全身机能状态等方面均有较好疗效。

中西医结合治疗中毒性菌痢，可以提高疗效，促使病情向好的方向转化，对于高热、神昏、腹胀的患者通过保留灌肠，的确是一条好的途径，泻下作用快，可明显提高疗效，但因治疗病例较少，尚需进一步验证总结。

2. 五虎追风散治愈脐风 1 例

◎**案例**　患者周某某，男，6 天。初诊时间：1981 年 10 月 28 日。

主诉（代述）：婴儿频繁抽搐伴张口困难 1 天。初则哭声嘶哑，继而无声。伴频繁抽搐，发作时颜面及口唇青紫，面呈苦笑，牙关紧闭并时有呼吸暂停。追问病史曾使用不洁剪刀断脐。体温正常，白细胞 16×10^9/L，中性粒细胞百分比 41%，淋巴细胞百分比 59%。西医诊断为新生儿破伤风。曾用破伤风抗毒素、青霉素加庆大霉素控制感染，应用镇静抗惊厥药物，以安定为主，并辅以复方冬眠灵及水合氯醛、苯巴比妥，兴奋呼吸应用洛贝林，并及时吸氧、保温、鼻饲、输液等支持疗法。1981 年 10 月 28 日请中医科会诊。

诊查：患儿不发热，身体强直，口噤不开，面青唇紫，筋脉拘挛，频频抽搐，不会吮乳，苦笑面容，口溢痰涎，指纹青紫，已过气关。

辨证：证属金创破伤，风毒之邪外袭，引起肝风，发为脐风。

治法：凉肝解毒，祛风镇痉。五虎追风散合玉真散加羚羊角粉，钩藤。

处方：羚羊角粉 0.6 g，钩藤 3 g，蝉蜕 3 g，制南星 1 g，防风 3 g，全蝎 0.6 g，僵蚕 2 g，制白附 1 g，蜈蚣 1 g。每日 2 剂，因鼻饲困难改为保留灌肠，药量加倍。

6 天后病情有所好转，改为鼻饲。10 天后出保温箱，能啼哭开眼，抽搐次数减少，时间缩短，程度减轻；尚不能吮乳。中药每日改服 1 剂。服药 25 天后，能自行吮乳，抽搐基本消失。1981 年 11 月 27 日痊愈出院。

【按语】 新生儿破伤风，中医称为“脐风”，死亡率很高。中药五虎追风散和玉真散均属古方，在临床上使用屡见效验。白附、南星祛风化痰，蝉蜕、全虫、姜蚕、蜈蚣解毒止疼，羚羊角、钩藤凉肝息风。中途出现身冷者加川乌 2 g，大便秘结不通者加大黄 1 g，枳实 1 g 豁痰逐秽。因药证相符，终于邪去正安，痊愈出院。

3. 活血化瘀法治愈癫狂 1 例

◎**案例** 患者刘某某，女，25 岁。初诊时间：1978 年 10 月 21 日。

主诉：患者于 12 日中午骑自行车时突然摔倒，头先着地，顿时昏迷不醒，口吐白沫，小便失禁。左额角见 2.5 cm × 1 cm 轻度擦伤痕，同侧颞部见 4 cm × 3 cm 血肿。西医诊断：①脑挫伤；②脑震荡 (重度)。昏迷 10 余小时，经外科抢救脱险后，于 1978 年 10 月 15 日出现烦躁发狂、头痛、失眠多语、手足乱动。而后病情逐日加重，发展到精神错乱，动手打人，于 1978 年 10 月 21 日请中医科治疗。

诊查：患者烦躁，胡言乱语，时而痛号、不知痛处，左侧肢体不灵，右侧乱动；不识亲疏，甚则打人；口渴喜饮，食欲极差；虽有便意，但常失禁，量少不畅。舌红苔黄黑，脉细弦。

辨证：此非情志所伤、痰气郁结、痰火上扰等一般癫狂症，而是脑外伤所引起的血瘀发狂。

治法：因血瘀蕴结化热，热盛化火，法当活血化瘀治其本，去火清热治其标。

处方：当归 12 g，川芎 9 g，赤芍 9 g，生地黄 30 g，菊花 9 g，桃仁 9 g，红花 7 g，丹参 20 g，大黄 12 g，羚羊角粉 1 g（冲服）；3 剂。

二诊：昨天下午仍发狂打人，纳食稍增，脉舌同前。上方大黄增至 20 g，加黄连 6 g，黄芩 12 g，2 日服药 3 剂。

三诊：服药当天，大便日下 10 余次，今日大便 1 次，神志较醒，但头仍痛，口向右歪。守上方 2 剂，每日 1 剂。

四诊：头痛减轻，已不打人，口和不干，食饮增加，大便通畅，左手亦较灵便，但有时说胡话。舌红苔薄黄中剥脱。继服药3剂。

五诊：头痛大减，饮食大增，左手灵便，不说胡话，黄苔转白苔。改用补气养血、活血安脑的桃丹饮。

处方：桃仁10 g，丹参20 g，当归12 g，川芎9 g，赤芍10 g，生地黄20 g，苏木9 g，甘草6 g，党参20 g，北黄芪20 g，鸡血藤20 g。连服上方药20余剂，痊愈出院。

【按语】 本例系头部外伤引起的血瘀发狂，多瘀血蕴结而化热，热盛化火，神明受扰，此即《素闻·至真要大论》所云“诸躁狂越皆属于火”。故出现烦躁发狂、胡言打人、口渴舌红、苔黄黑等症。外伤血瘀是病根，故活血化瘀以治其根本，但瘀血化热化火是其标症，非大剂清心泻火之三黄泻心汤不足以挫其炽盛之火。活血化瘀，清热泻火，标本兼治，双管齐下，故疗效显著。大黄用20 g，当即便泻10余次，神志顿较清醒，大黄一直用至神清、苔化方止。羚羊角入肝，亦入心，治热盛神昏谵语、头痛、发狂有良效，非专为平肝之品。菊花有镇静和清热作用。后期因患者气血虚弱，故采用益气补血、活血安脑的桃丹饮以收全功。

4. 三黄汤治愈小儿久泻1例

◎**案例** 患者夏某某，男，8个月。初诊时间：1975年10月27日。

主诉（代述）：腹泻2月余，一日5～6次。曾用中西药不效。

诊查：患者不发热，奶食较差，舌苔黑而厚。初用葛根芩连汤加减三剂，服后腹泻次数较多，迸迫作声，手心发热，舌苔仍黑厚。

辨证、治法：患者舌苔黄厚，我认为这乃湿热泄泻无疑，当用三黄汤加减。

处方：大黄 3 g，黄芩 3 g，黄连 3 g，枳实 3 g，焦山楂 9 g。

服上方 6 剂，腹泻毫不见减，舌苔黑厚如故。我诊断患者为肠中湿热太盛，药不胜病，须守方再进，自能见功；但病家对治法有怀疑，不愿再服，要求更方，经再三解释后，守方不变。又服药 3 剂，腹泻减为一日 2 ~ 3 次，舌苔较黄，神爽食增。后再服药 6 剂，大便日解 1 次。据患儿母亲说："以前不能吃米糕，吃了就泻，现在吃米糕也不泻了。"

【按语】 本例泄泻 2 月余，属于久泻类型，但久泻中只有脾虚泄泻、肾虚泄泻和肝木乘脾等类型，唯暴泻中始有湿热泄泻和风寒泄泻，但患儿泄泻 2 月余，不能归于暴泻。盖病情变化多端，不能以常规论。

5. 泄热通下、平肝息风法治愈中风 1 例

◎**案例** 患者周某某，男，53 岁。初诊时间：1979 年 2 月 16 日。

1979 年 2 月 6 日下午看电影回家后，自觉不适，1979 年 2 月 7 日凌晨 2 时感头昏，前额针刺样痛，阵发性加剧，呕吐四次，无发热抽搐。自 1973 年至今发生类似病情 4 次。血压 126/94 mmHg，克氏征阳性，布氏征阳性。脑脊液检查：脑压 73 mmH_2O，白细胞 $0.54 \times 10^9/L$，红细胞 $15 \times 10^9/L$。西医诊断为蛛网膜下腔出血。曾用颅内降压、镇静、镇痛、止血等药物，痛未止。故于1979年2月16日请中医会诊。

诊查：症同上述；口渴，纳差，每餐1两，四肢乏力，大便7日未解。舌质红，苔黄厚干糙，脉弦滑。

辨证：证属阳明腑实，肝风内动，肝阳上亢。

治法：治以泻热通下、平肝息风。

处方：栀子10 g，黄芩9 g，大黄9 g，元参20 g，钩藤12 g，枳实6 g。

二诊：连服上方药5剂后，头痛减轻，纳增，便通，舌红、苔薄黄，脉弦滑。上方药继服15剂，头痛消失，能下床步行，又服药五剂返家疗养。

【按语】　中风起初多为闭证，为血热。阳气暴升，血热上冲，痰风热相互结合，相互助长，迅速蒙蔽神机，形成闭证。其治法不出于平肝息风、清热泻火、滋阴潜阳、祛痰开窍的范围。上案有大便秘结、舌苔黄厚的胃肠实热证，故配用大黄清肠泄热，促使病情转化，缩短病程。

6. 清下法治愈温毒1例

◎**案例**　患者李某，男，32岁。初诊时间：1978年11月21日。

主诉：高热腰痛1周，神志恍惚，烦躁呻吟，呈急性重病容。右眼红肿疼痛。肝在右肋缘下可触及边缘，脾左肋下可触及一横指，两侧肾区有压痛、叩击痛，以左侧为甚。体温39.3℃，血压110/60 mmHg。尿常规检查：蛋白++，红细胞+，白细胞+，脓球+，颗粒型管型（0～5）。血常规检查：白细胞计数 18×10^9/L，中性粒细胞百分比80%，淋巴细胞百分比20%。血液培养出白色葡萄球菌。西医诊断：急性肾炎并感染；血源性右全眼球炎。曾用青霉素、链霉素、氯霉素、吉他霉素治疗，高热未退。于 1978 年 11 月 21 日请我会诊。

诊查：症见高热，大渴，神志恍惚，呻吟烦躁，右眼肿痛，便闭 1 周，腹胀膨隆，尿灼痛。舌红苔黄起芒刺，脉洪大。

辨证：热在气分，阳明腑实。

治法：当清热解毒，通里攻下。

处方：银花 30 g，连翘 12 g，黄芩 30 g，地丁 12 g，厚朴 9 g，枳实 9 g，赤芍 9 g，丹皮 9 g，花粉 20 g；另用大黄 15 g 泡水代茶饮，2 日服 3 剂。

二诊：仍高热，大便未通，身目俱黄，余症同上。上方加茵陈 25 g、柴胡 12 g、黄连 7 g、芒硝 12 g（冲服），大黄加至 20 g 以加强清热泻下之功，去地丁、丹皮。2 日服 3 剂。

三诊：热渐退，便通，口渴及腹胀明显减轻；汗多尿黄，苔转薄黄。上方去芒硝、柴胡、花粉，大黄减为 10 g。守服五剂，诸症消失，饮食正常，二便通畅。

【按语】 本例系毒邪侵袭，正气亏虚，正不胜邪，邪热鸱张，化火为毒。热结阳明，见高热口渴，便秘尿赤，脘腹胀痛，脉洪大；热毒内燔，上扰神明，故见神志恍惚，烦躁呻吟；湿热熏蒸肝胆，胆汁外溢，身目俱黄；热毒走窜攻冲，目赤肿痛。似此非大剂清热解毒、通腑泻火不足以荡涤火毒，挫其嚣张病势。用之 6 剂果然热退症减，11 剂后诸症消失。

四、癃闭的同病异治

癃闭一证，最早见于《黄帝内经·素问·宣明五气篇》云：“膀胱不利为癃，不约为遗溺。”此病在临床上较为常见，缠绵难愈，治疗颇为棘手，往往出现危候。张景岳曾云：“小便不通是为癃闭，此最危最急症……”然若把握其尺度，辨证施治，虽疑难也可应之取效。我在临床上采用清上、消、补、和等法，对湿热、气虚、血瘀气滞、肝肾阴虚、肝脾不和、阴虚血滞型之癃闭进行辨治，取得了颇为满意的成效。今录验案五则，与同道相称。

1. 湿热案

◎**案例** 患者郭某，女，28岁，于1985年11月20日入我院妇产科。

患者产后尿潴留五天入院，经中医利湿，西医抗感染、插管导尿等，病情不见缓解。于1985年11月30日邀我会诊。初诊，患者腹胀难忍、无尿，发热、口渴、口苦、舌红、苔黄、脉细数。辨证为湿热蕴结膀胱，气化失司之癃闭，治法采用清热利湿、温肾通关。自拟产后癃闭方。黄柏9 g，知母12 g，肉桂4 g，荆芥12 g，大黄7 g，王不留行15 g，莱菔子20 g，泽泻20 g，枳实10 g，柴胡12 g，黄芩12 g，3剂，水煎服，每日一剂。1985年12月3日二诊，热退，腹胀消，小便通畅，舌质红、苔薄白、脉细。守原方3剂以善后。

本例属产后癃闭证。产后正虚，复受湿热，阻遏下焦，致膀胱气化失司，小便不通。用知母、黄柏清热利湿，肉桂助膀胱气化，荆芥与大黄一升一降，荆芥宣肺以利水，寓提壶揭盖之意。大黄通便，泽泻利小便，寓前后分消之意。枳实、莱菔子行气，气行则水自行，王不留行通络利尿。诸药合用，上宣下通，共奏利水之功。以此法治疗50余例，患者多2天内自行小便，最长5天。

2. 气虚案

◎**案例** 患者王某，男，76岁，1987年8月18日入我院外科。

患者因尿闭、点滴而下，小腹急胀难忍，欲解不出而入院。西医诊断为前列腺肥大，治疗1周无效。1987年8月25日邀我会诊。初诊，患者面色皖白，神疲乏力，动则气喘、纳差，小腹急胀膨隆，小便点滴而下。舌质淡红，苔薄白，脉细数。辨证为气虚之癃闭。治以补中益气，升清降浊，化气利水为主。拟用补中益气汤加味。党参15 g、黄芪30 g、白术12 g、当归10 g、陈皮10 g、升麻9 g、柴胡10 g、枳实10 g、泽泻20 g、甘草6 g，5剂，水煎服，日1剂。1987年8月30日二诊，症状消，小便通畅，继服上方五剂，继而出院。1年后随访，无复发。

“膀胱者，州都之官，津液出焉，气化则出矣。”中气虚弱、升提无力，膀胱气化无权，肾之开阖失司，水液滞留于下焦，故见神疲乏力，小腹急胀膨隆，小便难。今在治疗上采用补中益气为主。气充，脾气运，则浊阴易降，从而达到升清降浊，化气利水之效。绝宜见闭则利，重伤其阴，气化愈衰则癃闭益甚，必蹈舍本逐末之误。方中柴胡有升清降浊、调和经气之效，并无劫阴之弊。

3. 气滞血瘀案

◎**案例**　患者周某，男，73岁，1981年秋请我诊治。

患者小便难，逐渐加重2年余。近四天少腹急胀，小便难、点滴而下，欲解不出，伴烦躁、夜不能寐，痛苦不堪，舌质暗红。边有疮斑，苔黄、脉弦，西医诊断为前列腺肥大。中医辨证为气滞血瘀之癃闭。治法以活血化瘀、行气利水通淋为主，拟以桃仁10 g、红花7 g、王不留行15 g、皂角刺15 g、枳实10 g、泽泻20 g、丹参15 g、赤芍15 g、丹皮10 g、益母草20 g、甲珠5 g（冲服），水煎服，日1次，连服14剂。诸症消除，避免了手术。

【按语】　本病属于中医气滞血瘀之癃闭证。乃由瘀血阻遏，气滞不畅，水液被滞留于下焦所致。故在治法上以活血化瘀，行气通络为主，用桃仁、红花、王不留行、丹参、赤芍、丹皮、益母草、甲珠活血化瘀，其王不留行、甲珠，性皆善于走窜，两者配用，具有通络而达病所之效，枳实破气散结，“气行血自行”，加强通利血脉之功。皂角刺为下水、利九窍之药。与泽泻配伍，加强利水之功。诸药合用，活血化瘀，行气利水，而终达利水之效。

4. 肝肾阴虚案

◎**案例**　患者蔡某，男，62岁，于1989年8月3日入本院外科。

患者以脑动脉硬化3年，尿潴留1周入院。伴大便失禁，发热，口渴，四肢活动不灵，行走艰难。诊断为前列腺肥大。经药物、插管导尿等治疗，热虽已退，但小便仍壅塞不出，无尿意，且见神志模糊，四肢时有抖动。主管医师建议手术治疗，患者家属不同意。于1989年8月11日请我会诊。初诊，患者神志模糊，小便闭塞不通、大便失禁，日3～4次，四肢抖动，时有肌肉跳动，舌质红，苔少，脉弦细。属肝阴虚、膀胱气化失司之癃闭。治宜养阴柔筋，平肝息风，温肾通关。拟用白芍20 g，甘草9 g，麦冬15 g，生地黄20 g，黄精15 g，生牡蛎20 g，知母12 g，黄柏9 g，肉桂4 g，牛膝12 g，王不留行15 g，皂角刺12 g，桔梗9 g，4剂，日服1剂。1989年8月14日复诊，神志稍清，四肢抖动已止，小便仍未通，小腹满，舌脉如前。守上方加莱菔子20 g，以降气消胀行水，3剂。1989年8月17日三诊，小便通畅，大便失禁止，日一行，神清，腹满消失，已能下床活动，守原方加黄芪20 g，以补气助气化达利水之功，共4剂。步行出院，后继服滋肾通关丸加味30余剂，小便癃闭无反复。

【按语】 本病主病于癃闭，乃肝肾阴虚，膀胱气化失司之证。患者年老体衰，肝肾不足，肝阳亏虚致肝阳动风，故见神志模糊，四肢抖动，口渴、发热、肾阴不足。“无阴则阳无以化”，故小便癃闭、大便失禁。四诊合参，该患者不宜用八正散之类苦寒通利之品，若用之不但无益，反伤阴液，而应予芍药甘草汤滋阴柔筋，加用麦冬、黄精、生地黄以滋补肝肾之阴，生牡蛎平肝息风、镇惊，用滋肾通关丸（黄柏、知母、肉桂）清热泻火，助膀胱气化。牛膝引药下行，补益肝肾。桔梗宣肺而达提壶揭盖之功，王不留行，《本草纲目》言“下水，利九窍”。诸药合作，攻补兼施、满肾相固、肝肾充，膀胱气化行，则尿闭自愈，终收良效。

5. 肝脾不和、肝虚气滞

◎**案例** 患者刘某，女，25岁，于1985年3月25日入本院妇产科。

患者妊娠2月余，排尿困难5天，伴见少腹胀，隐痛。行导尿术，拟刮宫。特请我会诊。初诊，患者下腹急胀，有尿意，但排尿困难，大便紧，舌质红、苔薄白，脉细滑数，证属妊娠肝脾不和，肝虚血滞之癃闭。治法以养血疏肝，健脾利湿为主。选用当归芍药散加味，当归10 g、白芍12 g、茯苓12 g、泽泻15 g、川芎5 g、甘草5 g，4剂。二诊，患者少腹隐痛消失，小便自利，守原方继服5剂，继而出院。1年后随访生一男孩。

【按语】 本病属肝脾不和，肝虚血滞之癃闭证。在妇科病中较为常见。《金匮要略》云“妇人怀妊，腹中胀满，当归芍药散主之。”因脾土为木邪所克，谷气不举，浊淫下流，以塞搏阴血所致。今以白芍泻肝木，利阴塞，与川芎、当归补血止痛，又佐茯苓渗湿以利小便，甘草调和脾胃，茯苓、泽泻行其所积，从小便出。诸药合用，攻补兼施，速达奇效。

五、肖老常用方剂

1. 大补丸煎

方歌：补元桂附参术草，仲地萸山枸固枣。

功用：益阴补阳、补气生血。主治：气血大亏、阴阳俱虚等症。

处方：党参12 g，白术10 g，肉桂3 g，制附片3 g，杜仲9 g，熟地黄9 g，山茱萸9 g，淮山药12 g，枸杞子9 g，补骨脂

9 g，甘草 5 g。

2. 益气养营汤

方歌：益气养营八珍主，附陈柴桔一同煎。

黄芪贝母相须用，气郁郁结疏又补。

功用：益气、补血、解郁、化毒。主治：怀抱抑郁，或气血损伤，四肢颈项各处发肿，及瘰疬结核流注，一切郁热毒气，不论软硬，赤白肿痛，或溃烂不敛等症。

处方：八珍汤加香附，陈皮，柴胡，桔梗，黄芪，浙贝母。

3. 益胃汤

方歌：益胃沙参麦玉草，花粉扁豆桑叶好。

功用：养胃生津。主治：胃阴不足、口渴、胃脘灼痛。

处方：沙参 12 g，麦冬 12 g，玉竹 12 g，花粉 12 g，扁豆 9 g，双叶 3 g，甘草 6 g。

4. 首地汤

方歌：首地龙牡味枣莲，滋阴固精把肾坚。

功用：滋阴固肾、涩精。主治：遗精、早泄、耳鸣、头眩。

处方：何首乌 18 g，熟地黄 18 g，生龙骨 24 g，生牡蛎 24 g，五味子 9 g，枣皮 6 g，莲须 12 g

5. 参术二金汤

方歌：参术二金枳壳曲，芩连胃下垂最宜。

功用：健脾益气、消肿胀清热。主治：脾虚脘胀、兼有胃热；治胃下垂有良效。

处方：党参 9 g，白术 9 g，鸡内金 9 g，枳壳 9 g，神曲 9 g，黄连 3 g，黄芩 9 g，郁金 9 g。

【按语】　本方妙用黄芩、黄连，30剂为1个疗程，一般需要2个疗程。1969年12月患者邹某因胃下垂脘疼腹胀，作呕，不思食，服此方40余剂后痊愈，此后肖老用此方治愈胃下垂多例。

6. 七味饮

方歌：七味黄山断地冬，菟丝羊藿虚喘精。

功用：温肾阳、滋肾阴、益肺气。主治：慢性气管炎，属于肺肾虚损型；兼治肾虚杂病。

处方：黄芪15 g，山药18 g，续断（六汗）9 g，天冬12 g，菟丝子12 g，熟地黄12 g，淫羊藿18 g。

7. 安冲汤

方歌：安冲龙牡芍与芪，术地茜螵续断宜，

经水过多久不止，血崩漏下效亦奇。

功用：健脾益气、固补冲脉。主治：月经过多，久不净止，以及崩漏等症。

处方：黄芪12 g，白术9 g，白芍12 g，熟地黄15 g，茜草12 g，续断9 g，煅龙骨18 g，煅牡蛎18 g，海螵蛸12 g（乌贼）。

8. 碎补威黄汤

方歌：碎补威黄熟地加，鹿衔羊藿六汗佳，

若无鹿衔易锁阳，肾虚腰痛用之效。

功用：温肾、补精、健腰。主治：腰痛属肾虚者。

处方：熟地黄12 g，黄精12 g，鹿衔草15 g，威灵仙12 g，碎补12 g，锁阳12 g，淫羊藿15 g，续断12 g。

【按语】　本方原无锁阳，因鹿衔草不易买到，故加锁阳；威灵仙有毒，不宜久服。

9. 守中汤

方歌：守中三君杞药地，麦冬菊花眩晕宜。

功用：补脾、滋阴、养肝。主治：眩晕症。

处方：党参 12 g，白术 9 g，茯苓 9 g，枸杞子 9 g，山药 15 g，生地黄 12 g，麦冬 9 g，菊花 9 g。

【按语】 本方对体弱多病、心脾两虚、中气不守者效佳。

10. 平补正心丸

方歌：生脉天神归地山，前龙远枣肉桂餐，
血虚血少眠不得，自有平补正心丹。

功用：补心、养脾、纳肾。主治：心虚血少，惊怵，颤振，夜寐不宁。

处方：党参 12 g，五味子 6 g，当归 9 g，麦冬 9 g，熟地黄 12 g，山药 18 g，天冬 12 g，茯神 12 g，车前子 9 g，远志 6 g，枣仁 9 g，生龙齿 18 g，肉桂 6 g。

【按语】 本方对心痹、心神经官能症、心律失常、失眠的患者均有效。

11. 溃疡汤

方歌：溃疡椒曲陈参芪，郁鹤灵丹草同陈。

功用：托胃生肌、防腐止痛。主治：胃及十二指肠溃疡。

处方：党参 12 g，黄芪 12 g，甘草 6 g，郁金 9 g，仙鹤草 12 g，灵脂 6 g，丹参 12 g，陈皮 4.5 g，川椒 3 g，神曲 9 g，川楝 9 g。

12. 定志汤

方歌：定志汤是安神方，党参远志茯菖加。

功用：补养心血。主治：惊悸怔忡。

处方：党参 9 g，远志 6 g，茯苓 9 g，石菖蒲 6 g。

13. 排气饮

方歌：排气三香[1]陈乌泽，枳朴和胃又散结。

功用：芳香散滞、和胃理肠。主治：食滞胀疼。

处方：陈皮，乌药，泽泻，厚朴，枳实，木香，香附，藿香。

【按语】 本方对肠粘连亦有效。

14. 清肺益气汤

方歌：生脉沙贝双仁壳。

功用：清肺益气，祛痰镇咳。主治：气管炎属于肺热气虚型。

处方：党参 12 g，麦冬 12 g，五味子 6 g，北沙参 12 g，冬瓜仁 12 g，瓜蒌壳 12 g，车前子 9 g，川贝 9 g。

15. 三参四白汤

方歌：三参四白黄精草，肺痨空洞有神效。

功用：清补肺经、抗痨解毒。主治：肺结核已成空洞者。

处方：北沙参 12 g，元参 12 g，苦参 12 g，白芨 12 g，白果 9 g，山药 15 g，黄精 15 g，百部 12 g，甘草 6 g。

【按语】 本方治疗肺结核，有辅助功效。

16. 固本养营汤

方歌：固本养营汤四物，山药人参与白术。

山萸甘草牡丹皮，肉桂黄精五味宜。

① 三香：木香、香附、藿香。

功用：疏肝运脾、益气和血。主治：骨疽已成；或血虚，脾胃弱，死骨不运或既溃而不收口；慢性骨髓炎，久不收口。

处方：党参 9 g，黄芪 9 g，肉桂 3 g，山药 12 g，白术 9 g，枣皮 9 g，丹皮 6 g，当归 9 g，白芍 9 g，川芎 4.5 g，熟地黄 12 g，五味子 4.5 g，甘草 4.5 g。

17. 芪皂汤

方歌：芪皂三物草银翘，木鳖黄连蝎粉饶。

功用：托里解毒、排脓消肿止痛。主治：急性骨髓炎（骨疽未成）或慢性骨髓炎，红肿疼加剧，脓增多者。

处方：黄芪 12 g，皂刺 9 g，当归 9 g，白芍 9 g，生地黄 12 g，木鳖子 3 g，黄连 3 g，全蝎 4.5 g，花粉 12 g，连翘 9 g，金银花 12 g，甘草 6 g。

18. 养血安神汤

方歌：养血安神枣柏良，八珍去苓陈连将。

功用：养血安神。主治：贫血，心悸，失眠，神经衰弱，产后体虚未复，月经不调等症。

处方：八珍汤加柏子仁、枣仁、陈皮、黄连。

19. 海石汤

方歌：海石萆苓女红花，地黄萹柏乳糜誇。

功用：清热利尿、通淋滋肾。主治：膏淋（乳糜血尿）。

处方：海金沙 18 g，石苇 30 g，萆薢 18 g，茯苓 12 g，女贞 12 g，红花 6 g，生地黄 18 g，黄柏 9 g，萹蓄 12 g。

20. 桃丹饮

方歌：参芪四物好，桃丹苏木揽。

补气又补血，祛瘀又安脑。

功用：补气血、祛瘀安脑。主治：脑震荡及脑震荡后遗症。

处方：党参 12 g，黄芪 12 g，川芎 6 g，赤芍 9 g，生地黄 12 g，当归 9 g，甘草 4.5 g，桃仁 9 g，丹参 12 g，苏木 12 g。

【按语】 脑出血患者禁用本方。

21. 八味清肾汤

方歌：八味清肾饮二根，三子二叶花粉施。

功用：清肾利尿、消肿。主治：急性肾炎及尿路感染。

处方：桑叶 9 g，枇杷叶 9 g，芦根 15 g，茅根 15 g，地肤子 12 g，冬瓜子 12 g，车前子 12 g，花粉 12 g。

【按语】 此方是 1939 年自拟验方，临床使用数十年，疗效佳。利尿不伤肾，利水不伤阴，使病邪就近而出，可长期服用。

22. 沈氏温胆汤

方歌：温胆朱甘石远神，地黄生脉枣柏仁。

功用：养心肺、清虚热。主治：心烦，失眠，肺燥，肺气虚，神经衰弱。

处方：党参 12 g，麦冬 12 g，五味子 6 g，生地黄 12 g，枣仁 6 g，柏子仁 9 g，石斛 6 g，远志 6 g，茯神 12 g，甘草 3 g，飞朱砂 0.8 g（另包冲服）。

【按语】 本方中飞朱砂有毒，不用为宜。

23. 商莲汤

方歌：茵陈四苓商郁莲，曲朴人参木香添。

肝硬腹水无反应，连服三月返天年。

功用：健脾利水，理气消胀。主治：肝硬化之腹腔积液。

处方：茵陈6 g，商陆6 g，半边莲10 g，神曲3 g，川朴3 g，党参4 g，木香1.5 g，白术3 g，茯苓4 g，泽泻4 g，猪苓4 g，郁金3 g。

【按语】 本方中商陆有毒，可以不用，同样有效。

24. 滋乳汤

方歌：滋乳专治乳汁少，方含参芪术二草，

归芎麦粉王不留，更加甲珠乳长流。

功用：滋补气血、疏通乳腺。主治：乳汁不足。

药物：党参18 g，黄芪15 g，白术12 g，当归12 g，川芎9 g，花粉18 g，麦冬12 g，通草6 g，王不留行12 g，甲珠9 g，甘草6 g。

25. 清肺化痰汤

方歌：清肺化痰蒌贝星，条芩桔梗与杏陈，

咳嗽痰黄并口渴，热重再加连鱼银。

功用：清肺化痰平喘。主治：老年慢性气管炎属于肺热痰盛型。

处方：瓜蒌仁12 g，川贝9 g，胆南星6 g，条芩9 g，桔梗6 g，杏仁9 g，陈皮4.5 g。

【按语】 对热重者，再加黄连、鱼腥草、金银花。

26. 全真一气汤

方歌：全真一气汤，生脉地附术牛将。

功用：育阴温阳。主治：阴阳气血两虚。

处方：党参、麦冬各12 g，五味子9 g，熟地黄18 ~ 24 g，附子 3 g，白术 9 g，川牛膝 9 g。

27. **柔脾汤**

方歌：柔脾主治脾阴亏，熟地黄芪芍甘催。

功用：益气滋阴，止血，养脾阴。主治：虚劳阴亏气弱，盗汗或衄血。

处方：熟地黄 30 g，黄芪、白芍、甘草各 9 g。

28. **过期饮**

方歌：四物桃红莪母丹，肉桂木香过期好。

功用：行瘀，调经养血。主治：经水过期不行。

处方：桃仁 9 g，红花 6 g，当归 9 g，白芍 9 g，川芎 9 g，熟地黄 9 g，丹参 12 g，肉桂 3 g，广木香 6 g。

29. **先期饮**

方歌：四物芩连与知柏，阿附苡草先期啜。

功用：补血凉血、摄血。主治：经水先期，血热不固。

处方：当归 9 g，白芍 9 g，川芎 7 g，熟地黄 9 g，知母 9 g，黄柏 7 g，阿胶 9 g（烊化），制香附 9 g，薏苡仁 30 g，甘草 5 g。

30. **术甘汤**

方歌：术甘枳朴芩胡连，槟橘神曲酒军煎。

功用：健胃清肠，和中导滞。主治：慢性肠炎，小儿疳积。

处方：白术 9 g，甘草 4.5 g，枳实 6 g，川朴 9 g，黄芩 9 g，胡黄连 4.5 g，槟榔 6 g，陈皮 4.5 g，神曲 9 g，酒大黄（酒军）4.5 g。

【按语】 如缺酒大黄可用生大黄，缺胡黄连可用川黄连。

31. 参芪合剂

方歌：参芪归芍草，公延苓芨好。

功用：健胃补气，生肌止痛。主治：胃及十二指肠溃疡，或合并出血。

处方：党参 12 g，黄芪 12 g，当归 9 g，白芍 9 g，甘草 6 g，蒲公英 9 g，延胡索 9 g，茯苓 9 g，白芨 12 g。

32. 一号甦胆汤

方歌：柴枳二金茵大黄，胆病还须甦胆汤。

功用：清热利胆。主治：急性胆囊炎，慢性胆囊炎急性发作。

处方：柴胡 9 g，枳实 9 g，郁金 9 g，金钱草 30 g，茵陈 24 g，大黄 9 g。

33. 枸菟汤

方歌：枸菟黄乌二地黄，滋阴补肾女莲桑。

功用：滋阴补肾。主治：再生障碍性贫血属肾阴虚型，以及其他肾阴虚诸症。

处方：菟丝子 12 g，枸杞子 12 g，黄精 12 g，首乌 15 g，生地黄 12 g，熟地黄 12 g，女贞 12 g，桑葚 12 g，旱莲草 12 g。可随症加减。

34. 消石散

方歌：内金冬葵滑消防，没药牛通海蒲黄。

功用：清热利尿，排石。主治：尿路结石。

处方：鸡内金 9 g，滑石 18 g，朴硝 9 g，防己 12 g，没药 6 g，川牛膝 12 g，海金沙 18 g，蒲黄 9 g，木通 9 g，冬葵子 18 g

【按语】 该方有效，但方中防己、木通、朴硝有毒，不宜久服。

35. 脾肾双补法

方歌：参芪苓术与枸菟，山地芩樱也相助。

功用：温脾补肾，滋生气血。主治：脾肾虚损诸症，慢性肾炎属脾肾虚者良。

处方：党参 12 g，黄芪 12 g，茯苓 9 g，白术 9 g，枸杞子 12 g，菟丝子 12 g，山药 18 g，熟地黄 12 g，条芩 9 g，金樱子 15 g。

36. 得生丹

方歌：得生柴枳木香芍，羌活益母当归芎。

功用：调气行血，镇痛。主治：痛经。

处方：柴胡 9 g，枳壳 6 g，木香 4.5 g，羌活 6 g，当归 9 g，川芎 6 g，白芍 9 g，益母草 9 g。

37. 参术三子汤

方歌：参术三子用六君，方含芥苏莱菔子，
温脾化痰止咳喘，脾虚痰盛此方宜。

功用：温脾化痰，平喘止咳。主治：慢性支气管炎属于脾虚痰盛型。

处方：六君子汤加芥子、苏子、莱菔子。

38. 生脉沙廷汤

方歌：生脉沙廷远贝星，喘咳倚息不得宁。
痰涎稠黏气上冲，脉象弦滑头汗淋。

功用：益气养阴，化痰平喘。主治：喘咳倚息不能平卧，痰涎稠黏，气上冲，头汗淋漓，脉弦清。

处方：党参 12 g，五味子 9 g，麦冬 12 g，北沙参 12 g，葶苈子 9 g，远志 6 g，川贝 9 g，胆南星 6 g。

39. 秦银汤

方歌：秦银[①]板兰各五钱，三钱桂枝四灵仙。

二活[②]二钱痹证治，祛风活血消炎全。

功用：祛风、活血、消炎。

主治：风湿性关节炎。

处方：秦艽 15 g，金银花 15 g，板蓝根 15 g，桂枝 9 g，威灵仙 12 g，羌活 6 g，独活 6 g。

【按语】 有效。但威灵仙有毒，不可久用。

40. 加味芍甘汤

方歌：加味芍甘地乌陈，公丁郁麦养胃阴。

功用：养脾胃阴。

主治：胃痛属于脾阴亏虚型，脘中有灼热感，舌质偏红。

处方：白芍 15 g，甘草 12 g，生地黄 12 g，首乌 12 g，陈皮 6 g，公丁（丁香）3 g，郁金 9 g，麦冬 12 g。

41. 消风散

方歌：消风苦木草荆防，归地知膏苍蝉蒡，

还有胡麻滋血燥，逐风清热此方良。

功用：逐风清热，养血润肤。

主治：风疹瘙痒。

---

① 秦即秦艽，银即银花。

② 二活即羌活、独活。

处方：防风 6 g，荆芥 6 g，苦参 12 g，木通 6 g，当归 9 g，生地黄 12 g，甘草 3 g，知母 9 g，生石膏 18 g，苍术 9 g，蝉衣 4.5 g，牛蒡子 6 g，大胡麻 12 g。

【按语】 木通有毒，不可久服。

42. 清肝饮

方歌：丹栀龙军银草陈，败酱郁金枳实呈。

功用：清热利湿，解毒。

主治：黄疸性肝炎。

处方：丹皮 9 g，栀子 9 g，胆草 9 g，大黄 6 ~ 9 g，金银花 12 g，甘草 9 g，茵陈 18 g，郁金 9 g，败酱草 18 g，枳实 6 g。

43. 马虎汤

方歌：马虎汤用二马虎，茵陈郁金一并煮，

清热解毒散瘀肿，急慢肝炎效并重。

功用：清热解毒、活血散瘀、消肿利尿。

主治：急性肝炎或慢性肝炎，病邪尚未彻底清除者。

处方：马兰 30 g，马鞭 30 g，虎杖 30 g，虎刺 30 g，茵陈 30 g，郁金 9 g。

44. 参椒汤

方歌：参椒归芍与首姜，阳虚胃痛胃溃疡。

功用：温阳和胃。

主治：阳虚胃痛（溃疡病属于阳虚型）。

处方：党参 12 g，川椒 1.8 g，炮姜 1.8 g，当归 9 g，白芍 12 g，首乌 15 g。

【按语】 首乌有毒，不能久用。

45. **蒌贝汤**

方歌：蒌贝枇桑杏百天，冬虫三子远枣添。

功用：止咳平喘，降气，化痰，润肺，纳肾。

主治：支气管哮喘及慢性支气管炎。

处方：蒌仁12 g，川贝9 g，枇杷叶9 g，桑皮9 g，杏仁9 g，百部12 g，天冬12 g，冬虫草6 g，蔓荆子9 g，葶苈子9 g，苏子9 g，远志6 g，大枣4枚。

46. **清心莲子饮**

方歌：清心莲子草参芪，地骨芩草车麦苓。

功用：补肺气，滋肾阴，清湿热。主治：慢性肾盂肾炎，肾结核，膀胱炎，遗精，妇人崩带等症。

处方：党参12 g，黄芪9 g，甘草4.5 g，地骨皮12 g，黄芪9 g，车前子12 g，麦冬12 g，茯苓9 g，莲子肉12 g。

47. **养血柔肝汤**

方歌：归芍术甘首竹黄，郁金木香大枣尝，
养血柔肝治肝炎，慢性迁延有专长。

功用：养血柔肝。主治：慢性肝炎。

处方：当归9 g，白芍15 g，白术9 g，甘草6 g，何首乌15 g，黄精12 g，玉竹9 g，木香4.5 g，大枣6枚。

【按语】 本方中何首乌有毒，损害肝脏，可不用。

48. **银翘汤**

方歌：银翘归地炒玄茅，小豆蒲黄须记牢。

功用：滋阴清热利尿。主治：急性肾炎消肿后，尿蛋白及尿红细胞长期不消失者。

处方：金银花 12 g，连翘 12 g，当归 10 g，生地黄 12 g，甘草 5 g，玄参 9 g，茅根 15 g，赤小豆 30 g，蒲黄 9 g。

49. 小蓟饮子

方歌：小蓟饮子滑地当，竹藕甘枝通蒲黄。

功用：凉血止血，清热利尿。主治：尿路感染，尿血淋痛。

处方：小蓟 18 g，滑石 12 g，生地黄 12 g，当归 9 g，竹叶 12 g，枝子（栀子）12 g，木通 6 g，蒲黄 9 g，甘草 4.5 g，藕节 6 个。

【按语】 木通有毒，可不用。

50. 毓麟珠（《景岳全书》）

方歌：八珍加入杜椒霜，还有菟丝一并将，

冲任虚寒久不育，毓麟珠汤尽可商。

功用：补气血，养脾胃，温肾气，补冲任。主治：妇人气血俱虚，月经不调或腰酸痛，带浊，瘦弱不孕等症。

处方：八珍汤加鹿角霜、杜仲、川椒、菟丝子。

51. 宫外孕汤（山西医学院）

方歌：不稳定型者用 I 号方，包块型者用 Ⅱ 号方。

功用：活血祛瘀，镇痛，消癥。主治：宫外孕。

处方（宫外孕 I 号方）：丹参 15 g，赤芍 9 g，桃仁 9 g，乳香 9 g，没药 9 g；如系包块可加三棱、莪术，各 3 ~ 6 g(宫外孕 Ⅱ 号方）；孕卵未终绝者加蜈蚣、牛膝。

【按语】 痛甚者加延胡索，气虚加参芪，腹胀痛、大便秘结加大承气汤。注意，该方适用于具有以下保守治疗指征患者：①早期未破裂型，血 HCG<2000U/L；②无明显内出血；③包块指

征≤4 cm；④要求保留生育能力。

52. 丹参合剂（新医学杂志）

方歌：丹当桃郁附银花，甘枣陈茵败酱夸。

功用：活血、祛瘀、清热、利湿、解毒、理气和胃、解郁、补血。主治：传染性肝炎，有降射浊及射絮作用。

处方：丹参12 g，当归9 g，桃仁9 g，郁金9 g，金银花9 g，茵陈24 g，败酱草12 g，陈皮6 g，香附9 g，甘草6 g，大枣5枚。

【按语】 可用在肝炎后期。

53. 首乌六味汤

方歌：熟读首乌六味汤，二两首乌八钱桑，

一两生地五仙女，肝肾亏损此为主。

功用：柔肝补肾。主治：冠心病属肝肾亏损，主要临床表现为心前区隐痛或不痛，常有神疲、健忘、头晕耳鸣、腰肚疲软，舌红，脉沉弱或弦细，并治脑动脉硬化症。冠心病，常合并脑动脉硬化。

处方：何首乌60 g，生地黄30 g，桑寄生24 g，女贞子15 g，仙茅15 g，仙灵脾15 g。

【按语】 首乌久服对肝脏有损害，去首乌加白芍12 g养血柔肝。

54. 骨髓瘤方

方歌：归芪河车枸菟鹿，二补血藤苡仁复。

功用：补肝肾，益气血，填精补髓。主治：骨髓瘤。

处方：黄芪15 g，当归15 g，紫河车9 g，鹿胶9 g，枸杞子、菟丝子、覆盆子、补骨脂、碎补、薏苡仁、鸡血藤各3 g，水煎服。

55. 丹青汤

方歌：丹青夏朴芍甘草，肝炎恢复功效好。

功用：养肝、补脾、和胃。主治：肝炎恢复期。

处方：丹参15 g，白芍15 g，川朴、青皮、法半夏、甘草各9 g。

56. 碎补汤

方歌：碎补苁蓉鸡鹿羊，地黄莱菔七味方，

骨质增生肾气虚，补肾健骨放光芒。

功用：补肾，健骨。主治：骨质增生属肾气虚。

处方：熟地黄18 g，碎补12 g，肉苁蓉12 g，血藤30 g，淫羊藿18 g，鹿衔草18 g，莱菔子9 g；如无鹿衔草可改狗脊12 g。

57. 败血症方

方歌：一两黄芩地丁翘，两钱甘草败血疗。

功用：清热、解毒、抗菌。主治：败血症高热不退。

处方：条芩15 g，地丁15 g，连翘10 g，金银花15 g，野菊花15 g，甘草6 g；此方若加板蓝根、金银花更效。

58. 丹参四妙汤

方歌：丹参四妙治脓肿，托里消肿效堪灵。

功用：托里消肿，能将脓液自行吸收。主治：盆腔脓肿，并治其他深部脓肿等症。

处方：黄芪12 g，当归12 g，金银花15 g，甘草9 g，丹参15 g。

疗效：对于盆腔脓肿，无须手术治疗，只服此药即可吸收消散；少则数剂，多则10余剂痊愈。

59. 强肺丸（新医学杂志）

方歌：强肺南山远术冬，芪沙补夏二贝逢。

功用：补肺健脾，清热化痰，镇咳。主治：慢性支气管炎属肺脾虚并痰热型。

处方：黄芪12 g，山药24 g，远志6 g，北沙参12 g，白术9 g，麦冬9 g，补骨脂9 g，制南星6 g，法半夏9 g，川贝9 g，浙贝9 g；如缺黄芪可加党参。

60. 清肺益气汤二号

方歌：生脉沙粉冬芦草。

功用：清肺益气，祛痰镇咳。主治：气管炎属肺热气虚型，痰咳已平，气喘未愈时可用。

处方：党参12 g，麦冬12 g，五味子9 g，北沙参12 g，冬瓜仁12 g，芦根24 g，花粉18 g，甘草4.5 g。

【按语】 清肺益气汤一号与清肺益气汤二号的前五味药相同，是生脉散加北沙参、冬瓜仁，在临床应用很有效。肖老认为，肺病及心，心肺俱虚故应益气强心生肺，中华人民共和国成立前就用此方，肺心病患者适宜。

61. 温肾益气汤

方歌：温肾益气陈味芪，附子理中相并宜，

虚寒喘咳脉沉细，短气舌淡痰清稀。

功用：温肾益气。主治：老年慢性支气管炎属虚寒型。

处方：附子理中汤加黄芪、陈皮、五味子。

62. **蛤蚧四子汤**

方歌：蛤蚧四子肾虚良，菀前叭杏冲沉香，

阴加熟地阿五味，阳虚胡桂冬虫长。

功用：补肾纳气。主治：肾虚喘哮及老年慢性气管炎属肾不纳气型。

处方：蛤蚧1对，女贞子、枸杞子、菟丝子、沙苑子各12 g，前胡9 g，紫菀9 g，叭杏12 g，沉木香末3分冲服。加减：阴虚加白芍、阿胶、五味子、熟地黄；阳虚加肉桂、胡桃、冬虫草。

63. **固本汤**

方歌：生脉六君加固地，喘咳固本须注意。

功用：培脾补肾益气。主治：气管炎愈后或缓解期。

处方：党参12 g，白术9 g，茯苓10 g，甘草5 g，半夏9 g，陈皮6 g，北沙参12 g，麦冬12 g，五味子9 g，补骨脂9 g，熟地黄12 g。

【按语】 本方原系用当归，因当归缺，故改固芷，固芷有温肾之功，较用当归为优。此方对防治肺心病及慢性气管炎有积极作用。气管炎愈后或缓解期须此方巩固，并宜坚持服用可防止复发。部分肺心病患者坚持服此方，可痊愈。服药周期一般为3～6个月，不坚持服药易致病情复发。

64. **革喘汤**

方歌：麻龙苏果海柏草，肺热咳喘此方好。

功用：宣肺平喘，清热化痰。主治：喘息型气管炎，偏有肺热者。

处方：麻黄 4.5 g，地龙 9 g，白果 9 g，苏子 6 g，海浮石 12 g，侧柏叶 12 g，甘草 4.5 g。

65. 归芍不留汤

方歌：归芍不留茜郁丹，经前乳胀粉玄餐。

功用：疏肝解郁，补血通络。主治：经前乳胀。

处方：当归 9 g，白芍 12 g，王不留行 18 g，茜草 12 g，郁金 9 g，丹参 18 g，元参 12 g，花粉 18 g。

66. 夜交汤

方歌：参地仙茅，覆盆补阳，
苁蓉菟丝，阳痿之方。

功用：补肾益精，壮阳起痿。

主治：阳痿，性欲衰退，腰膝酸痛。

处方：党参 18 g，熟地黄 18 g，仙茅 30 g，覆盆子 30 g，补骨脂 18 g，肉苁蓉 12 g，菟丝子 18 g，锁阳 12 g。

【按语】 本方中仙茅有小毒，不适久服。

67. 参芪黄乌汤

方歌：参芪黄乌草盆莲，温脾补肾狗脊前。

功用：温脾、补肾、利尿。主治：慢性肾炎水肿；其他脾肾两虚的杂病。

处方：党参 15 g，黄芪 15 g，黄精 18 g，首乌 18 g，甘草 4.5 g，覆盆子 18 g，旱莲 12 g，狗脊 15 g，菟丝子 18 g，车前子 12 g。

【按语】 首乌久服对肝脏有损害，故用生地黄 12 g。

68. **香贝养营汤**

方歌：香贝养营用八珍，陈皮桔梗一并全。

功用：补益气血，化痰消坚。主治：瘰疬，乳癌溃后，日久体虚，神疲形瘦，头晕，久不收口。

处方：八珍汤加香附，贝母，陈皮，桔梗。

69. **益肾汤（宋验方）**

方歌：熟地二枣二茯当，三白苡仁五味尝，

　　　肉桂黄连交心肾，滋阳降火梦遗方。

功用：滋阴清火，养心补肾。主治：梦遗。

处方：熟地黄 12 g，枣皮 12 g，茯苓、茯神、当归、白芍各 6 g，白术、薏苡仁、生枣仁各 15 g，五味子、白芥子各 12 g，肉桂、川黄连各 6 g。

【按语】　对症用药有效。

70. **直肠癌方**

方歌：一两白参半边莲，阿地槐蚕草榆添。

　　　清热解毒并抗癌，育阴补血还天年。

功用：清热、解毒、抗癌、育阴、补血。

主治：直肠癌。

处方：阿胶 12 g，白英 9 g，苦参 9 g，生地榆 24 g，槐花 18 g，生地黄 18 g，半边莲 15 g，姜蚕 9 g，甘草 9 g。

71. **二参益马汤（天津市中医药经验方）**

方歌：二参益马寄红花，益气利水茵五加。

　　　心源肝硬腹水病，攻补兼施效堪誇。

功用：益气利水，活血化瘀。主治：心源性肝硬化、水肿等症，属于气虚血瘀型。

处方：党参 15 g，丹参 15 g，益母草 15 g，红花 9 g，茵陈 30 g，马鞭草 15 g，刘寄奴 15 g，五加皮 9 g。

【按语】 心源性肝硬化是肝硬化合并心力衰竭。此种证型是由于气虚而引起血阻，故以党参益气，与化瘀之品相伍，则有补益之中，内寓化瘀之功。临床运用不宜纯取行气、破瘀之质，否则容易造成气伤，而血瘀愈甚的不良后果。

72. 真武汤（温阳利水方）

方歌：真武姜术茯皆三（钱），白芍三钱二附餐。

功用：健脾益肾，温阳利水。主治：慢性肾炎属脾肾阳虚型合并心力衰竭。

处方：茯苓 9 g，白芍 9 g，附子 6 g，生姜 9 g，白术 9 g；若喘甚可加沉香末 5 分冲服以纳肾气。

【按语】 本方以白术健脾，附子温肾，茯苓与白术相伍，利水于健脾之中；生姜和附子相配，温肾之中寓散水之意；白芍引阳入阴，故适用于脾肾阳衰、水气内停诸症，颇效。方中附子有毒，用之需慎重。

73. 益心汤

方歌：益心生脉何丹枣，还有小萸一同讨。

功用：益心气，养心脘，补心血，活血祛瘀。主治：冠心病，其常见症状如头晕、胸闷、肢麻，有时心绞痛。

处方：党参 15 g，五味子 6 g，麦冬 12 g，何首乌 18 g，丹参 15 g，山萸肉 9 g，大枣 1 枚。

【按语】 本方可改善冠心病临床症状，但方中何首乌有毒不能久服，可改用黄精 12 g。

74. 参赭镇气汤

方歌：参赭正气参赭芍，芡苏龙牡萸山药。

功用：降气平喘，补肺纳肾。主治：肾不纳气的喘证，可用于肺气肿及肺心病的虚喘，疗效不菲。

处方：党参 12 g，赭石、生龙骨 18 g，生牡蛎 18 g，生芡实 15 g，生山药 18 g，山萸肉 18 g，白芍 12 g，苏子 6 g。

【按语】 赭石是矿物，成分不稳定，有的含杂质，有毒，不宜久服。

75. 补肾养血汤

方歌：补肾养血归地山，参车女菟苁蓉餐。

功用：补肾养血。此方有兴奋神经内分泌，增强代谢，调整垂体及性腺功能，促进卵巢、子宫发育和卵泡的成熟。

主治：月经不调，以及一切肾虚血亏等病。

处方：党参 12 g，紫河车 12 g，菟丝子 12 g，肉苁蓉 12 g，当归 12 g，熟地黄 12 g，山药 18 g，女贞子 12 g。

76. 纳气平喘汤

方歌：纳气平喘补肺肾，生脉枸杞与骨脂，

枣皮膝地核桃添，平定虚喘效堪验。

功用：补肺益肾，纳气平喘。主治：肺肾俱虚，气不摄纳的哮喘及心肺疾患所引起的喘证。

处方：党参 24 g，五味子 6 g，麦冬 12 g，枣皮 12 g，熟地黄 24 g，补骨脂 9 g，怀牛膝 9 g，枸杞子 12 g，核桃 4 个（去壳）。

77. 舒肝健脾和血汤

方歌：山楂牛枸红归芍，龙眼丹参并山药，

月经错后或闭止，舒肝健脾又活血。

功用：舒肝健肺和血。主治：情志不畅，月经错后，或者闭止。

处方：山楂 24 g，怀牛膝 9 g，枸杞子 9 g，红花 6 g，当归 15 g，赤芍 9 g，丹参 12 g，桂圆肉 9 g，山药 18 g。

78. 紫地汤

方歌：紫地公英旱阿丹，阴虚血热紫斑餐。

功用：滋阴养血，凉血止血。主治：血小板减出性紫斑，及其他阴虚血热而致出血的病症。

处方：阿胶 12 g，紫草 18 g，生地榆 18 g，蒲公英 15 g，旱莲草 15 g，丹皮 9 g。

【按语】 1956 年患儿周某血小板减少性紫斑病，经各地医院治疗无效后，由肖老用此方治愈，之后其用此方治同病患者，甚效。

79. 慢肝汤

方歌：银板丹郁乌枸黄，三物[①]玉竹慢肝汤。

清热解毒兼柔肝，三子养肝（汤）仔细译。

功用：清热解毒，养血柔肝。主治：慢性迁延性肝炎。

处方：金银花 12 g，板蓝根 12 g，丹参 30 g，郁金 9 g，何首乌 18 g，枸杞子 12 g，黄精 18 g，当归 9 g，白芍 12 g，玉竹

① 三物：当归、白芍、生地黄。

18 g，生地黄 12 g。

80. 十子丸

方歌：十子蛇床槐角桑，丝覆五味贞柏当，

枸杞没石并此方，精少无育用之康。

功用：滋阴助阳，补肾生津。主治：精子少，无生育。

处方：蛇床子 9 g，槐角 9 g，覆盆子 12 g，五味子 9 g，女贞子 9 g，柏仁 9 g，枸杞子 12 g，桑葚子 12 g，菟丝子 12 g，没石子研末蜜丸，每日 2 次，每次 3 钱。

注：如没石子缺可改用车前子 9 g（车前子补肾，治疗不育症多有效果）。

81. 升白汤

方歌：黄鸡四物巴枸阳，补骨合成升白汤。

功用：补肾养血。主治：白细胞过低（服 20 剂左右可升至约 6000/μL）。

处方：黄芪 15 g，鸡血藤 18 g，当归 9 g，白芍 9 g，川芎 6 g，生地黄 15 g，巴戟天 9 g，枸杞子 12 g，锁阳 12 g，补骨脂 12 g。

82. 降脂合剂

方歌：降脂黄乌荷山楂，决明寄生郁金加。

功用：降低胆固醇。主治：高脂血症。

处方：黄精 15 g，何首乌 15 g，荷叶 15 g，山楂 24 g，决明子 24 g，桑寄生 15 g，郁金 9 g。

【按语】 何首乌不宜久服，因其损害肝脏。

83. **胃乐汤**

方歌：归芍丹楞香附草，舒肝和胃溃疡好。

功用：舒肝和胃，活血镇痛。主治：胃溃疡。

处方：当归 9 g，白芍 12 g，丹参 12 g，瓦楞子 12 g，香附 9 g，甘草 9 g。

84. **男性不育方**

方歌：苍桑首乌各 5 钱，补菟皆三十盆拈。

精少不育须补肾，定期检查记心田。

功用：涤精补肾。主治：男性精子太少或精子活动力不够，以致不能生育。

处方：苍术、桑螵蛸、何首乌各 15 g，补骨脂、菟丝子各 9 g，覆盆子 30 g。

【按语】 连服 2 周后需检查精液 1 次；方中何首乌久服对肝有损害，可改用黄精 12 g。

85. **银龙汤**

方歌：银龙猪枸黄丹莲，白血病症此方歼（可用之）。

功用：清热解毒，抗癌。

主治：白血病。

处方：猪殃殃 30 g，忍冬藤 30 g，龙葵 30 g，丹参 15 g，黄精 18 g，半枝莲 30 g，枸杞根 30 g。

86. **黄海汤**

方歌：黄海桃丹夏葵桑，穿丝花布芍芎良，

再加橘核和牡蛎，脂肪瘤肿有专长。

功用：活血化瘀，软坚散结。主治：多发性脂肪瘤及纤维脂肪瘤。

药物：黄药子 9 g，海藻 15 g，昆布 15 ~ 30 g，花粉 15 g，天葵 12 g，桑枝 15 g，桃仁 12 g，川芎 9 g，甲珠 9 g，橘核 12 g，丝瓜络 12 g，赤芍 12 g，丹参 12 g，生牡蛎 15 g，夏枯草 15 g。

【按语】 此方可试之。

87. 神经官能症方

方歌：夜合丹远枣，甘麦大枣好，

神经官能症，久服健康保。

功用：安神养心，镇静神经。主治：神经官能症。

处方：合欢皮 15 g，夜交藤 15 g，丹参 15 g，远志 6 g，枣仁 12 g，甘草 12 g，大枣 15 g，小麦 15 g。

88. 银竹汤

方歌：一两母茅六银竹，急性肾炎疗效速。

功用：清热利尿消炎。主治：急性肾炎，急性肾盂肾炎，兼治尿路感染症。

处方：益母草 30 g，白茅根 30 g，金银花 18 g，竹叶 18 g。

89. 搜风顺气丸

方歌：搜风顺气大黄蒸，郁李麻仁山药增，

防独车前及槟榔，菟丝牛膝山茱仍，

中风风秘及气秘，肠风下血总堪凭。

功用：补精驻颜，疏风顺气。主治：预防高血压、中风（脑卒中），以及上热下冷、腰膝疼痛、四肢乏力、神疲少食、恶疮下注、口苦无味、积年癥瘕气块，男子阳痿，妇女无子嗣，痔漏肠风，风热闭结。

处方：车前子（酒炒）2.5 钱，槟榔、火麻仁、郁李仁、菟丝子（酒炒）、川牛膝（酒炒）、炒山药各 9 g，枳壳 30 g，防风 30 g，独活 9 g，锦纹大黄，以酒浸蒸晒，山茱萸 6 g 共研细末，蜜为丸，如梧桐子大，每服 2 至 10 丸，并水送下不宜久服。早晨空腹服或临睡时服亦可。

【按语】 此方可试用。

90. 固本丸

方歌：补骨六君车防芪，喘咳固本功效奇。

功用：益气固表，温补脾肾。主治：防治慢性气管炎。

处方：六君子汤加紫河车、补骨脂、防风、黄芪。

【按语】 内分泌功能障碍，是慢性气管炎的主要原因之一。根据中医的理论，肺脾肾三脏的功能失调是慢性气管炎的发病内因。其标在肺，其本在脾胃。因此，用益气固表、温补脾胃之法具有一定的效果。本丸就是按照这个理论制定的，此方对部分老年慢性气管炎的预防性治疗有明显作用。

91. 仙灵汤

方歌：仙灵紫草栀母归，绝经征候莫徘徊。

功用：温肾壮阳，清热凉血，养血平肝，温上清下，平调阴阳。主治：围绝经期综合征，主要表现为月经周期紊乱、头痛、心悸、失眠、性情急躁、记忆力减退、性欲缺乏等。

处方：仙灵脾 18 g，当归 9 g，栀子 9 g，珍珠母 30 g，紫草 15 g。

六、学习肖老用大黄的经验

本文为我学习肖老善用大黄的临床经验体会。

1. 伤寒（湿温伤寒）

伤寒，又名肠伤寒，是一种由伤寒沙门菌感染引起的急性肠道传染病。其诊断标准概括如下：持续高热，相对缓脉，表情淡漠，肝脾肿大，玫瑰丘疹，白细胞减少，嗜酸性粒细胞减少或缺失，肥达反应阳性，细菌培养可见肠道沙门菌。治疗伤寒用大黄是肖老独特的临床经验。肖老善用大黄祛陈疴，挽救了不少患者的性命。中华人民共和国成立前，他就用三黄泻心汤治疗伤寒患者，就是咱们中医讲的湿温伤寒，治疗效果非常好，因此老百姓送他一个美誉叫“肖大黄”。他主张治疗伤寒不能墨守成规，其自拟方三黄合剂，即三黄泻心汤，以黄芩、黄连、大黄为主，加以藿香、厚朴、青蒿。我在临床中多次验证该方很有效。

◎**案例1** 20世纪90年代初，患者胡某某，男，30岁，高热数天不退，入院住在我管辖的病房，治疗近1周仍未缓解。我诊断其为伤寒。他的妹妹是我们医院的职工，她说：“左医师，他生病这么久，怎么烧还不退呀，你搞清楚了他的病没有啊”。我说：“诊断清楚，就是伤寒”。患者有伤寒的典型临床表现，且肥达反应结果呈阳性，细菌培养出肠道沙门菌，诊断明确。除用西药以外，我还为其用了肖老的三黄泻心汤合剂，后患者体温逐步下降。这也证明三黄泻心汤确实有缩短病情，使体温逐步下降的功效。

还有位患者，当时住在我院内科，高热10天不得退，诊断为伤寒，内科医师找我去会诊。患者入院初时体温都在39～40℃，用了中药以后，降到38℃多。在肖老独创的三黄泻心汤的基础上，我稍微变动了一下，组方：大黄、黄连、黄芩、厚朴、柴胡、枳实、藿香、金银花、连翘、甘草，其中以柴胡配黄芩清热，患者很快转。

◎**案例2** 患者李某某，女，2012年入住我院呼吸科，住院1周高热仍未退，其弟希望我可以前去会诊。在接到呼吸科的会诊单后，我前去对患者进行相应检查，判断其很有可能是伤寒。我的带教学生问是如何看出的，我回答："第一，这个患者表情淡漠；第二，相对缓脉。通常体温每升高1℃脉搏就增加10次，但她没有，那就是相对缓脉。一个表情淡漠、相对缓脉，再加上持续高热，基本上可以诊断为伤寒。"就建议呼吸科医师安排患者进行细菌培养、肥达反应试验。1周后细菌培养出了肠道沙门菌，确诊为伤寒，我也是用上述案例的方法给患者治疗，效果很好。

【按语】 三黄泻心汤合剂能清肠解毒，肖老用该方治疗湿温伤寒很有道理。他此处用大黄的目的是泄郁热，而不是通腑，所以他用的量不大，一般为1钱，相当于现在的3 g，起泄郁热、泻毒作用。肠道有毒，应该把毒素从体内尽快排到体外去。肖老的观点是，伤寒患者因为炎症的关系肠壁淋巴结肿大或者坏死，导致肠壁变薄，易并发肠出血及肠穿孔，这个时候不能加重肠道的负担，否则更容易促进肠道穿孔、出血等危急症候，是很危险的。黄连既有调胃厚肠的功效还专长于清热燥湿。此外，他还用了厚朴、枳实，既通腑，又泄郁热；用柴胡、黄芩，以达清热解毒之功。

临床上多数伤寒患者的舌象为舌苔厚或白厚腻或黄燥，这也是中医诊断这个病的长处，大家千万不要忽视舌诊。患者用大黄的时机，就可以结合舌象判断。肖老认为在患者发病时就可以用大黄，直至热退苔化，也就是说用到发热退、舌苔转为薄白苔为止。

伤寒患者在饮食上要特别注意，只能吃流质或半流质食物，否则胃肠道负担过重，会加重胃穿孔或者出血，那就非常危险了。患者病情好转后往往异常饥饿，特别想吃，俗语称“饿不死的伤寒”，此时一定叮嘱其不能多吃，以免影响病情恢复。

总的来说，伤寒的诊疗核心：首先是诊断；其次是治则、方药；最后是护理。肖老这样的治法，与一般治疗湿温病的方法不同。一般治疗湿温病的代表方是三仁汤，而肖老的过人之处就在于善用大黄。此法虽确有其效，但大家在应用前要熟悉掌握大黄的药理，用量千万不能多，否则会适得其反。

2. 细菌性痢疾

疫痢之邪伤营血危证可用大黄治疗。

◎**案例** 患者汪某某，女，45 岁，1978 年 9 月 22 日住院，由我负责治疗，同时我请肖老来指导。患者表现为神志恍惚，急性病容，腹痛，里急后重，下痢脓血，一天可腹泻 10 余次，腐臭不堪；体温 38.6℃，心律 112 次 / 分，呼吸频率 28 次 / 分，收缩压 75 mmHg，舒张压未测到。初步诊断为中毒性菌痢、休克，病情危急，予以患者家属病危通知单。患者腹部隆起明显，追问病史得知其于 1978 年 9 月 5 日出现心慌、心悸及腹部高度膨胀。我当时与内科的医师讲，患者考虑有低钾可能，应进一步做心电图检测及电解质测定，检查结果提示确为低钾。通过患者的临床表现和检查结果分析，患者之所以腹部高度膨胀，应是源于胃肠道内有细菌，食物腐败发酵后胃肠道积聚大量气体，再加上低钾而致平滑肌麻痹，肠道蠕动减慢，进一步加重腹胀，犹如妊娠 10 个月的腹部，病情相当危险。此外，患者舌苔呈黄黑、干燥，我与肖老认为这是疫毒过盛，蕴结肠道，邪热内陷，气阴两伤的表现，应该通里攻下、清热解毒、益气强心，扶正祛邪并进。

【按语】　对于这类危急重症，肖老习惯用生脉饮（人参方，即人参、麦冬、五味子），以扶正祛邪，而不能一味地“攻”，通腑泄浊虽是一定要的，但是益气强心生脉同样不可少。其中生脉饮里面的麦冬，根据西医的观点含有大量的钾离子。对于这位患者，我们用了生脉饮、三黄泻心汤、小承气汤加味，即白参 10 g，五味子 9 g，麦冬 15 g，莱菔子 30 g，黄芩 15 g，黄连 9 g，大黄 9 g，枳实 10 g，厚朴 10 g，金银花 15 g，板蓝根 15 g。服药后，患者最终被抢救过来，膨胀的腹部也逐渐恢复。

这里面有一个中医观点请大家记住，“痢无止法”，细菌产生的毒素或食物腐败的残渣留在肠道里会产生毒素，吸收到血液里会累及其他脏腑，愈发危险。因此，如能因势利导，清肠解毒，让毒素从肠道排出，病自然而愈。类似的患者不少皆治愈，不赘述。

3. 泄泻

小儿久泻，服三黄泻心汤15天而愈。

◎**案例**　1975年10月27日，患儿夏某某，男，8个月，其父母代述已腹泻2月余，日5～6次，舌苔呈黑色，曾用中西药施治无效。那个时候我的中医理论系统知识基础尚为薄弱，只是根据肖老的思路摸索着治疗，开始用的是葛根芩连汤，属于常规用法，效果一般。复诊时看到他手心发热，舌苔黑厚，问诊时得知其解大便的时候不是“噗”一声响，而是“噗－噗－噗”连声，遂考虑为湿热泄泻，调整用方三黄泻心汤，即大黄3 g，黄芩3 g，黄连3 g，枳实3 g，焦山楂9 g。患儿用了几剂以后，虽未显效，但是大便次数未增加，于是我坚持原法，守方前进。此时患儿家长对我的治疗方案表示怀疑，我跟他分析道：“这个病是湿热证，是湿热为患。病情没有加重，现在是相持阶段，如果能坚持一定会有效果的。”患儿家长还是听取了我的建议，继续服药。后来患儿大便次数减少，每日只有2～3次，其家长因此而信任我，继续让患儿坚持服药。同时，我还让患儿吃米汤，以颐养胃气，最终患儿痊愈。

【按语】　这个案例也让初入临床的我渐渐得到更多患者的信任，同时提示我，对于同一疾病也要辨证论治，像案例中的患儿泄泻属于湿证、热证而不是虚证、寒证，用常规的葛根芩连汤没什么效果，但是用三黄泻心汤就效果显著。

4. 黄疸

黄疸湿热用大黄。

◎**案例**　患者彭某某，女，30岁，1979年3月2日住院，次日进行胆石症手术，术中顺利，术后第7天出现了神志失常、精神恍惚、反应迟钝，并出现特征性扑击性震颤。体温正常，巩膜及皮肤黄染，诊断为胆石症术后诱发肝昏迷。1979年3月12日，我跟随肖老去为这个患者会诊，患者神志恍惚，不能讲话，伸舌困难，恶心，食欲差，腹胀，便溏，小便黄，皮肤呈橘色，脉弦数，舌红苔黄。肖老认为，这是湿热型黄疸，湿热壅盛，郁而发黄，因此应该用清热燥湿，清肝利胆之法治疗，用茵陈蒿汤合三黄泻心汤加味：茵陈30 g，栀子12 g，大黄9 g，黄芩10 g，黄连6 g，柴胡9 g，法半夏9 g，石菖蒲9 g，远志6 g，金钱草30 g，枳实9 g，郁金9 g，连服8剂。患者服药后，舌头转动较之前灵活，考虑效果还不够明显，肖老加大了大黄的用量，大黄用了12 g，栀子用了20 g；我建议肖老再加板蓝根20 g，这是根据西医板蓝根抗病毒的观点。三诊时，患者黄疸已减退，食欲增加；四诊时，患者神志清楚，遂去远志、石菖蒲；五诊时，患者病情基本痊愈。

【按语】 分析这个案例，肖老考虑患者为湿热蕴结肝胆，胆汁外溢则发黄，上犯心包，清窍为之闭塞，神明失其主宰，以致神志失常，故治以清热燥湿，疏肝利胆为主，佐以醒神开窍之品。患者病程较长，是湿热黏滞，热夹湿则病情缠绵，故经久难愈。在治疗过程中，如果医师对患者病情判断准确，就要守方前进、坚守用药，这点非常重要。

5. 妊娠哮喘

妊娠哮喘，重用大黄。

◎**案例** 1970年初秋，患者王某某，小学老师，妊娠3个月，患支气管哮喘，不能平躺，只能保持端坐位，在我院内科3床住院。这个孕期易滑胎，但肖老使用大黄、芒硝，不仅用药剂量大，还持续使用了20余天，始得病愈，母子安全。肖老为什么敢对这个患者重用硝黄呢？肖老遵循《黄帝内经》名言“有故无殒，亦无殒也”，“故”是病邪，意思是说用药治疗妊娠疾病只要认清病邪，则所用的药，自有病邪来抵挡，不会碍胎；“陨”即掉落，胎不会陨下来；“亦无殒也”，是说同时孕妇会痊愈，也不会殒殁。

【按语】 本例患者当时西医用了很多药都不能平喘，非常痛苦，在肖老的治疗下，共用了大黄1斤，芒硝1斤，药量非常大，确有奇效。后来患者病愈出院，产下一子。常人未必敢如此用药，是肖老的绝技，我至今遇到这样的患者也不敢如此用药。

6. 妊娠高热

妊娠高热服白虎承气，母愈子安。

◎**案例** 吉安地区患者，既往有习惯性流产史，妊娠时高热40～42℃，给予强的松、氢化可的松、氯霉素等许多药物治疗都无效。1976年8月28日，妊娠8个月时，持续高热8天，准备转南昌之际，又因为路途遥远害怕发生意外，故想到向肖老求助。肖老为其诊治，用的是白虎人参汤，取其攻补兼施之意，合小承气汤加减，效果极好。组方：党参13 g，石膏60 g，花粉20 g，竹叶13 g，厚朴7 g，枳实7 g，白芍13 g，麦冬17 g，连翘13 g，甘草3 g，另用大黄10 g泡水喝。每6小时服药1次，2日服3剂。患者服第3剂后，大便泄泻10余次，随后体温降至正常。肖老之所以敢这样用药，是根据患者的病情来判断的。本例患者高热烦躁，大渴喜冷饮，面红气粗，大便干结，脉疾数，舌红苔黄燥。这是一派热象，诊为热在气分兼邪结阳明，阳明经证和阳明腑证同时存在，治疗以清热泻火，攻里通下为主，佐以益气生津，扶正祛邪。患者在服药治愈后产下一子。

【按语】 大黄为妊娠所忌，医师应对孕妇惧用。本例患者妊娠 8 个月，又有习惯性流产病史，一般医生必定顾虑重重，即使敢用也不敢像肖老这样日夜追服，2 日服 3 剂。但对于患者这样的病情，如药量不足，则像杯水车薪，无济于事，会耽误病情，因此一定要熟悉掌握大黄的用法，才能更好地发挥其药效。

7. 出血性肠炎

◎**案例** 患者刘某某，女，9 岁，1979 年 1 月 1 日住院，请肖老会诊。初诊：腹痛，解柏油样便，厌食，食之欲吐，休克，神志不清，皮肤有出血点，伴有脑膜刺激征，重病容，舌苔黄厚腻。肖老认为这是热毒内蕴，肠道出血，治宜清肠解毒，凉血止血。拟方黄连解毒汤和大黄泻心汤二者合用，黄连 5 g，黄芩 9 g，栀子 9 g，大黄 7 g，川柏 9 g，赤芍 7 g，紫草 9 g，茜草 9 g，连服 3 剂。复诊时，患儿可以吃东西了，大便颜色也不如之前那么黑，变为黄灰色，腹痛也减轻了，舌苔也转好了。此时因为久病、热病伤阴，另外出血多，阴血耗伤，肖老考虑为她加用增液汤。

【按语】 本例患儿病情来势凶猛，伴有高热、头痛、神昏、呕吐、脸色铁青等症状，同时全身有散在的出血点，又有柏油样便，考虑是小肠的热毒内蕴，迫血妄行所致。痛一阵就下一次血，如此反复，即热毒内攻。舌苔黄厚，是热毒在外在的表现，需要清肠解毒，凉血止血。肖老加紫草、茜草，就是取其凉血止血之功效。在学习肖老这样用药后，我在治疗肠套叠患儿时都会用大黄，拟方三黄泻心汤、黄连解毒汤效果很好。

8. 喘息重症

喘息重症大黄而安。

◎**案例**　患者彭某某，男，56岁，1979年2月5日住院，诊断为慢性支气管炎，喘息重症。肖老用自拟的生脉沙廷汤加大黄、黄芩，以清肠泄热，强心补肺，豁痰平喘，效果满意。基本方：党参15 g，麦冬12 g，五味子9 g，川贝9 g，胆南星9 g，大黄9 g（后下），北沙参12 g，远志9 g，黄芩9 g，丹参15 g，白参9 g，葶苈子12 g。肖老的观点是，患者肠中燥热，逆传于肺，肺失肃降，发为咳嗽，肺病及心，心肺气虚而成“正虚邪盛”之局。治当清肠泻肺，豁痰平喘，补益心肺。

【按语】　在此跟大家强调一点，肖老对于这类患者不是一味采用“攻”法，还会用生脉饮，见上方中的白参、五味子、麦冬，其中白参9 g，分量不小，这是他用药的独到之处，符合西医的观点——防治肺源性心脏病（肺心病）。慢性支气管炎如不及时治疗可发展为肺气肿，最终可引发肺心病。肖老的这个思路不简单，不仅符合近代西医的观点，还符合中医的观点——“肺与大肠相表里”，治疗效果很好。现在我治疗慢性支气管炎患者时用生脉饮，就是采取肖老这个思路。

9. 支气管扩张并咯血

支气管扩张并咯血用大黄。

◎**案例**　患者邹某某，男，66岁，工人，1979年2月19日住院，症见烦躁，口干渴，反复多次咯血，每次 100 mL 左右，色鲜红，手心发热，纳差，尿黄便秘，舌红绛无苔，脉细数，共输血 3000 mL，使用多种止血药后仍咯血不止。肖老初诊后，拟方：焦枝 12 g，生地黄 30 g，元参 12 g，麦冬 12 g，花粉 12 g，大黄 9 g，淮牛膝 20 g，茜草 10 g，丝茅根 30 g，石耳 25 g，黄芩 20 g。患者在服用 9 包药后咯血明显减少。

【按语】 对于本例患者的治疗，肖老的不同之处在于，虽然患者属阴虚火旺，但相对于滋阴，肖老更注重后面“火旺”二字，疗效甚佳。患者心烦、口渴、手心发热、尿黄、便秘、舌红绛无苔，尤其是舌象表现，皆是一派阴虚火旺的表现，而反复大量咯血的机制就在于此。这个时候，用一般的滋阴清热润燥的方剂，如百合固金汤等，而不采用釜底抽薪的方法，不用大黄、不清泻肺火，就好像隔靴搔痒，不能解决根本问题。对本例患者来说，治疗肺肾阴虚是本，固然重要，但是肺胃火旺是形成大量反复咯血的主要矛盾，故滋阴润肺的同时，必然要使用大剂量清泻肺胃之火的药物，才能达到止血护阴的目的。肖老用大剂量的增液汤与重用大黄、黄芩合用就是这个道理。

10. 脑外伤癫狂

脑外伤癫狂用大黄。

◎**案例** 患者刘某某，25 岁，女，1978 年 10 月 12 日住院。患者于当日中午骑自行车下坡时摔倒，头先着地，当时就昏迷，口吐白沫，小便失禁，左额角有 2.5 cm × 1 cm 的轻度擦伤，同侧颞部有 4 cm × 3 cm 的血肿。那个时候没有 CT、核磁共振（MRI）检查，也不知道患者脑内有没有损伤，结合患者临床表现，初步诊断为脑挫伤、脑震荡。患者在我院外科抢救，后请我去会诊。初诊时患者烦躁、胡言乱语，时常痛呼，不知痛处，左侧肢体不灵便，右侧肢体乱动，时而昏迷不醒，时而发狂打人，口渴喜饮，不欲食，小便失禁，舌苔黄灰黑。患者狂躁，动手打人，我认为这不是情志所伤，也不是痰气郁结，更不是痰火上扰的一般癫狂症，而是脑外伤引起来的血瘀发狂，是血瘀蕴结化热，热盛化火，故要活血化瘀治其本，泻火清热治其标。我用四物汤加减，当归 12 g，川芎 9 g，赤芍 9 g，生地黄 30 g，菊花 9 g，桃仁 9 g，红花 7 g，丹参 20 g，大黄 12 g，因“诸风掉眩，皆属于肝”，另加羚羊角 1 g（粉），每日 2 次，冲服，以凉肝息风止痉。

二诊时，患者情况稍有改善，大黄加量到 20 g，加用黄连 6 g，黄芩 12 g。用药当天患者就解大便，而大便一通后神志就较前清醒，头痛减轻，口角仍向右歪。三诊时，患者已经不再打人了，口也不干，食欲增加，左手较灵便，头痛缓解，但是神志尚未完全清醒，舌苔中间有剥脱，遂守方前行。四诊时，再加服药 3 包，情况明显改善，神志清醒，头痛消失。五诊时，我用黄芪、党参、鸡血藤、生地黄等药物，进服 20 天后患者痊愈出院，随访 40 余年未发，现仍健康。

11. 中风

用通腑泄热、平肝息风法治疗中风。

◎**案例**　患者周某某，男，58 岁，永新县人，于 1979 年 2 月 6 日下午看电影回家后，自觉不适，1979 年 2 月 7 日凌晨 2 点左右感觉头昏，前额针刺样头痛，阵发性加剧，呕吐 4 次，无发热抽搐，遂于 1979 年 2 月 12 日住院。我对这位患者印象很深刻，他应该素日脾气就比较暴躁，经问诊得知，此次发病是在看完电影回家后与妻子又因矛盾吵架，脾气一发作甚至把小凳子一脚踢到屋顶上，然后开始的头痛剧烈。患者自 1973 年至 1979 年期间发生类似病情 4 次。入院查体：血压 126/94 mmHg，颈项强直，克尼格（Kernig）征呈阳性，布鲁辛斯基（Brudzinski’s）征呈阳性。脑脊液检查：脑压 73 mmHg，白细胞计数 0.54×10^9/L，红细胞计数 15×10^9/L。西医诊断为蛛网膜下腔出血，曾用颅内降压、镇痛、镇静、止血等药物，痛仍未止。1979 年 2 月 16 日请肖老去会诊，初诊时患者口渴，纳差，四肢乏力，大便 7 日未解，舌质红，苔黄厚干燥，脉弦滑。肖老认为这些症状符合阳明腑实、肝风内动、肝阳上亢，治疗当以泻热通下，平肝息风为主，遂组方：栀子、黄芩、大黄、玄参、钩藤、枳实，连服 5 剂，患者头痛减轻，大便通畅，纳增苔薄。守方前行 15 剂，患者头痛消失，再追服 5 剂，病愈回家。

通过上述案例介绍，大家现在应该有一个这样的概念：当患者脉象、舌象、临床症状和体征，任一一项符合三黄泻心汤主治时，都可以用此方，而且临床案例证实确实有效。

12. 大黄之于长寿

肖老享年 95 岁，他的长寿秘诀是用大黄、厚朴、藿香按 8 ∶ 1 ∶ 1 的比例研粉放入胶囊中或制成丸药内服，每周服用 1 ~ 2 次，每次 3 g，肖老还给它取名为“通补丸”。为什么肖老将大黄用于延年益寿呢？他认为“欲得长生，肠中常清；欲得不死，肠中无滓。”即要维护肠道功能，大便通畅，这样才能及时排除体内毒素、不能代谢的残渣，保持身体健康。

附　录

◎肖老对左正林的寄语

肖老写给姚荷生教授[1]的介绍信，将助手左正林医师推荐前往中医理论学习班进修学习。

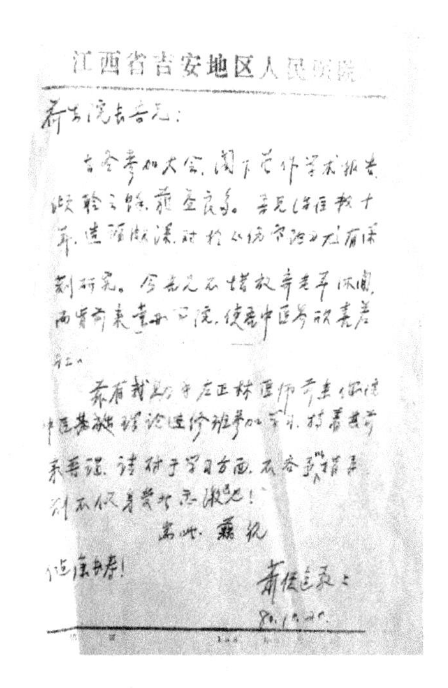

江西省吉安地区人民医院

荷生院长吾兄：

兹有我院中医左正林医师前来你院中医基础理论进修班参加学习

此致　敬礼

祝健康长寿！

肖俊逸敬上

① 姚荷生（1911—1997 年），江西南昌县富山姚湾村人。江西中医学院（现江西中医药大学）首任院长，教授，是当代江西中医之泰斗。1990 年被国务院授予“国家有突出贡献专家”称号，并享受政府特殊津贴。

荷生院长吾兄：

今冬参加大会，阁下曾作学术报告，倾听之余获益良多。吾兄你医教十年，造福颇深，对于《伤寒论》尤有深刻研究。今吾兄不惜放弃老年休闲，而肯前来兴办学院，使吾中医界欣喜若狂。

兹有我助手左正林医师前来你院中医基础理论进修班参加学习，特着其前来晋谒。请对于学习方面，不吝予以指导，则不仅身受此感激已也！

崇此，藉祝

健康长寿！

肖俊逸敬上

1980年10月20日

◎**肖老写给姜春华教授的信**

因肖老身体原因不能参加《第一届全国大黄学术研讨会》，肖老写信给姜春华教授[①]，介绍由左正林代为参会。

姜春华教授钧鉴：

多年神交，未得谋面，殊为惆怅，但各地刊物常有大作发表，拜读之余，宛如亲聆教益，良慰我怀。

第一届全国大黄学术研讨会，11月10日在上海召开。我和我助手左正林医师均忝为该会正式代表。我本拟前来参加，奈因年迈体弱，不能如愿，恰好趁左医师来开会之便，托其前来代为拜候，请予接见。

我患白内障严重，已于87年手术治疗，视力稍好，但对于写作仍有困难，前途已矣，概复何言。

老伴年届77，中风偏瘫，已经6年，生活不能自理，病者痛苦家人麻烦。

书不尽意，临款依依。

顺祝

身体健康！

肖俊逸上

1988.11.6

① 姜春华（1908—1992年），字秋实，汉族，江苏南通市人，著名中医学家、中医脏象及治则现代科学奠基人。

姜春华教授鉴：

多年神交，未得谋面，殊为惆怅，但各地刊物，常有大作发表，拜读之余，宛如亲聆教益，良慰我怀。

第一届全国大黄学术研讨会，11月10日在上海召开。我和我助手左正林医师均为该会医师代表。我本拟前来参加，奈因年迈体弱，不能如愿，只好托左医师来开会之便，托其前来代为拜候，请予接见。

我患白内障严重，已于82年手术治疗，视力稍好，但对于写作仍有困难，前途已矣，胡复何言。

老伴年届77中风偏瘫，已经6年，生活不能自理，病老痛苦，家人麻烦。

苦不尽意，临颖依依。

顺祝

身体健康！

肖俊逸上

1987年11月6日

◎**肖老为左正林整理文章工作的说明信**

1993年恩师肖老90余岁高龄时亲手写字，证实由黄健华教授主编的《中国现代名中医医案精华》一书中，收录的“五虎追风散治疗脐风一例”等5篇文章均由左正林诊治整理。

属实 肖俊逸 93.5.24

吉安地区人民医院病历纸

贡献·论著·成果

我於64年毕业於武汉医学院，跟随全国名老中医肖俊逸学习十年，深得肖老教诲和真传，是肖老的学生、助手、主要传人。我曾在江西中医学院学习中医理论一年，擅长中西医结合治疗危急重症，对疑难杂症治疗有独到之处，尤其是治肝炎、肾炎、哮喘、小儿高热、腹泻、血栓闭塞性脉管炎、毒蛇咬伤、面瘫的疗效显著，如早期治疗一般只需30余剂中草药，治愈率在90%以上，面瘫治愈率在80%，中草药内服外敷治疗血栓闭塞性脉管炎有效率达90%以上，止痛快、消炎好、溃疡面收敛快、愈合快，避免了截肢的。小儿高热、腹泻（病毒感染）一般是1~2剂中药热退、泻止。深得病人称赞，成为中医、中西医结合的带头人。先后发表论文40余篇，90年将肖老著述医案，发表在《中国现代名老中医医案精华》一书中，其中有“五虎

吉安地区人民医院稿纸　　第 2 页

"追风散治疗破伤风一例"等五篇是我诊治整理，"中西医结合重用大黄抢救二例中毒性菌痢分析""癃闭的同病异治"。

左正林 93.5.23.

(20×12=240)　　12,93200321

人才推荐表

姓名	左正林	性别	男	出生年月	1938年2月
籍贯	江西省永新县	民族	汉	参加工作时间	1960年8月
政治面貌	党员	专业技术职务	副主任中医师	专业特长	中西医内、儿、妇
何时何院校何专业毕业		1960年8月毕业于武汉医学院		健康状况	正常
工作单位及职务		吉安地区人民医院中医科主任		工资级别金额	140.00元
加入学术团体名称及任职情况		中华中医学会吉安分会 副理事长 中西医结合学会吉安分会 副理事长		外语及水平	英语、俄语一般
爱人姓名	[illegible]	工作单位	吉安市[illegible]厂	家庭人口	4
		工资级别金额	92.00元	住房面积	63平方米

突出贡献事实及特殊技艺：

左正林同志跟随国内名老中医肖俊逸学习10年，深得中医辨证论治之精髓，对解决中医方面的危、急、重症及疑难病症有独到之处，先后任中华中医学会吉安分会副理事长和中西医结合学会吉安分会副理事长等职务。19[illegible]年曾聘于江西中医学院兼职副教授，并被中医学院评为[illegible]。

他擅长中西医结合治疗疑难病，尤其是治肝炎、肾炎、小儿高热、胆结石、血栓闭塞性脉管炎、毒蛇咬伤、面瘫疾病等。如治甲型肝炎临床一般仅需中药30～40剂即愈，治愈率达95%以上；中西医治面瘫有效率达95%以上；中草药治血栓闭塞性脉管炎，有效率达85%以上，取得了[illegible]满意的效果，[illegible]。

他先后发表论文40余篇，其中国家级6篇，省级12篇，地区级22篇，最为突出的有：1990年协助肖俊逸老中医专家医案发表在《中国现代名中医医案精华》一书中；《中西医结合治用大黄抢救[illegible]分析》参加1987年中国第一次大黄学术研讨会交流，并收入汇编中；《大黄与长寿》发表在1990年《江西中医药学术动态》第23期；《[illegible]》1992年收编于《吉安地区医药资料汇编》中。还著书有《肝病内科学笔记》、《[illegible]病治验》、《[illegible]》等。

专家或学术团体的业务评价：

李应林同志是我的学生助手。作人深得我的真传，协助我整理文章多篇。李德通 97.7.16.

所在单位意见			
业务主管部门意见		县市委组织部、地直单位干部（人事）部门意见	
审批机关意见			
备注			